Buchinger / Lindner

Das Original: Buchinger-Heilfasten

Dr. med. Andreas Buchinger
Bettina-Nicola Lindner

Das Original: Buchinger-Heilfasten

- Warum Heilfasten so einfach ist
- Wie Naturheilkunde und Meditation Ihre Fastentage bereichern
- Dem Leben eine neue Richtung geben

Haug

Bibliografische Information der Deutschen Bibliothek
Die Deutsche Bibliothek verzeichnet diese Publikation in der Deutschen Nationalbibliografie; detaillierte bibliografische Daten sind im Internet über
http://dnb.ddb.de abrufbar

Leserservice

Wenn Sie Fragen oder Anregungen
zu diesem Buch haben, schreiben Sie uns:
Lektorat Haug
Postfach 30 05 04
70445 Stuttgart
oder besuchen Sie uns im Internet:
www.haug-gesundheit.de

Programmplanung: Dr. Elvira Weißmann-Orzlowski
Lektorat: Sabine Seifert · Satz/Grafik/Lektorat
Umschlagfotos: ZEFA
Umschlaggestaltung: Cyclus · Visuelle Kommunikation, Stuttgart
Satz: Sabine Seifert · Satz/Grafik/Lektorat
Druck und Verarbeitung: Westermann Druck Zwickau GmbH

ISBN 3-8304-2122-2 1 2 3 4 5

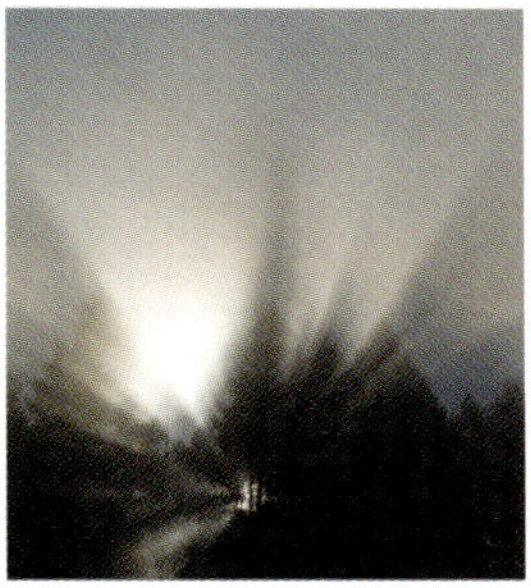

Was bedeutet Fasten?

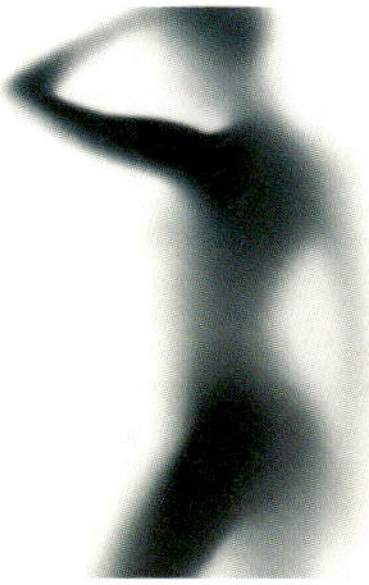

Die Wirkungen des Heilfastens

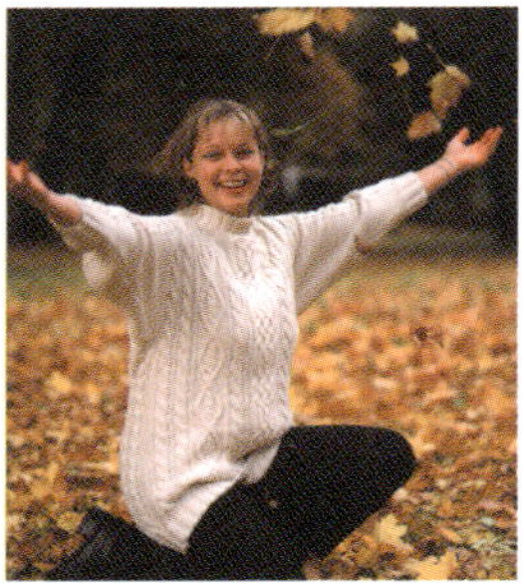

Die Durchführung einer stationären Fastenkur

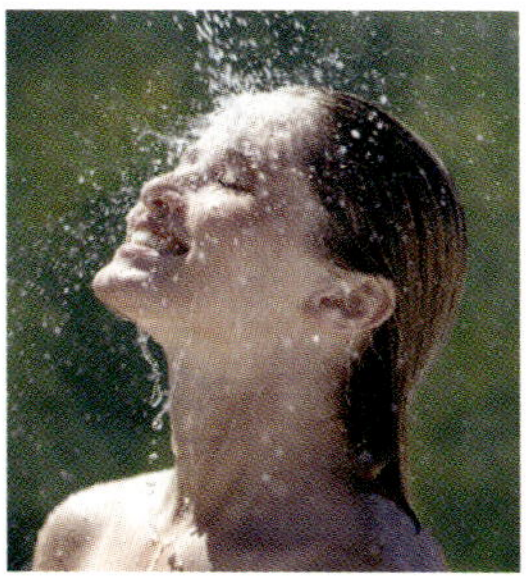

Begleittherapien des Fastens

Vorwort

Dr. Andreas Buchinger

Am 4. Juli 2000 ist es 80 Jahre her, dass mein Großvater Dr. Otto Buchinger I. die ersten stationären Patienten – ein finnisches Ehepaar – in sein „Kurheim" in Witzenhausen aufnahm. Die Philosophie der beiden Drs. Otto Buchinger (I + II) ist meinen Kollegen in unserer Klinik und mir Verpflichtung – auch in der mittlerweile dritten ärztlichen Buchinger-Generation in Bad Pyrmont.

Lässt man die vielen Jahre Revue passieren, dann kann man feststellen, dass vor allem seit den auslaufenden 80er Jahren Erweiterungen und Ergänzungen in der Therapie erfolgt sind.

Heilen hat eine ganzheitliche Bedeutung

Heilen hat für uns eine ganzheitliche, spirituelle Bedeutung – besonders vor dem Hintergrund zunehmender materialistischer Sichtweisen und Werteverschiebungen in den Folgejahren nach dem Zweiten Weltkrieg. Der sich immer mehr entwickelnde Wohlfahrtsstaat bringt einen zunehmend nachlässigen Umgang vieler Bürger mit der eigenen Gesundheit mit sich. Folge: Der Arzt wird zu einem „Pillenverschreiber" und die Medizin zum Reparaturbetrieb degradiert, die Kosten steigen und steigen. Die moderne – allerdings auch von mir als Internist gerne genutzte Medizin – erweckt bei den Menschen den Eindruck der Beherrschbarkeit aller auftretenden gesundheitlichen Probleme (unabhängig vom eigenen Gesundheitsverhalten) und fördert damit die heutzutage mehr denn je die fehlende „Eigenverantwortung" der Patienten.

Fehlende Eigenverantwortung des Patienten

Die Reduktion der Ärzte zu „Leistungserbringern" (das ist ein Nonsens-Wort, denn jedes Mitglied einer Gesellschaft erbringt Leistungen) seit den Gesundheitsreformgesetzen der 90er Jahre bedeutet das staatlich verordnete Ende der ursprünglichen ärztlich-seelsorgerischen Einheit sowie eine Geringschätzung der therapeutischen Arbeit.

Es macht meine KollegInnen und mich in der Klinik nachdenklich, dass die „Fastenlandschaft" für uns unüberschaubar geworden ist. Fasten sollte nicht „profanisiert" werden, d. h. es sollte nur von in der Fastenmethode gut ausgebildeten, naturheilkundlich tätigen und kompetenten ÄrztInnen / TherapeutInnen durchgeführt werden.

Gut zu wissen

Fasten nur unter kompetenter Anleitung!

Bei etwaigen Problemen, die sich aus methodisch nicht korrektem und von in der Fastenmethode nicht kompetenten und erfahrenen Therapeuten durchgeführtem Fasten ergeben, können nie Dr. Buchinger oder sein(e) Nachfolger bzw. die Buchinger-Methode zur Verantwortung gezogen werden!

Wir befinden uns in einer Zeit des Paradigmenwechsels. Die Wissenschaft steht heute an der Schwelle zum Lebendigen, die mechanistische Denkweise wird mehr und mehr von der des nicht absolut berechenbaren Lebens (und das ist das Wesen des Lebendig-Seins) abgelöst. Typisches Beispiel für verqueres Denken in Bezug auf das Leben ist die Gentechnik in der Ernährung: Hieraus wird eine von Menschen verursachte zukünftige Katastrophe (mit völlig unberechenbarem Ausgang hinsichtlich z. B. Mutationen) entstehen, die erst unsere nachfolgenden Generationen in fernerer Zukunft ausbaden müssen. Eine tiefe, mit dem Leben verbundene Begründung für die Anwendung der Gentechnologie in der Ernährung gibt es überhaupt nicht, die Ablehnung von Gen-Food ist völlig verständlich. Seit jeher liegt unser therapeutischer Ansatz auch in der Beratung und Aufklärung über Ernährung mit z. B. entschiedener Ablehnung von Gen-Food, und wir liegen mit diesem Ansatz völlig richtig.

Das kommende Jahrtausend wird – diese Hoffnung besteht allerdings – mehr und mehr Menschen nach einer auf den ganzen Menschen bezogenen Medizin nachfragen lassen. Damit meine ich: Eine nur rein mechanisch-technische Medizin ist zwar für Diagnostik und Therapie weiterhin unverzichtbar, aber nicht das alleinige Prinzip. Die Menschen werden immer mehr Gesundheit im ganzheitlichen Sinne nachfragen, und zwar die seelische, die ökologische und die soziale Gesundheit.

Zum Thema Hochschul- und Schulmedizin, Naturheilverfahren und ergänzenden Methoden möchte ich aus eigener Erfahrung folgendes anmerken: Die sechsjährige internistische Ausbildung (insgesamt sieben Jahre Akutmedizin) war für meinen eigenen Werdegang überaus wichtig. Auf gar keinen Fall hätte ich darauf verzichten wollen. Denn nur gemeinsam können die Schul- oder Hochschulmedizin und die ergänzenden Therapierichtungen in die Zukunft gehen, sie sind sozusagen unter dem gleichen Dach angesiedelt. Ich bin sicher, dass die Konfrontation beider (kenntlich z. B. im Wort „Alternativmedizin" – ich benutze es deswegen nicht gerne) nur in die Sackgasse führen kann.

In unserer Klinik habe ich sehr gute Erfahrungen mit dem Miteinander ganzheitlicher Therapien gemacht. So wurde das Spektrum unserer Heilmethoden seit 1989 um die TCM (Traditionelle Chinesische Medizin) erweitert – mit sehr guten Erfolgen. In der Klinik selbst ist die Anwendung der klassischen Naturheilverfahren, der Homöopathie und der Pflanzenheilkunde seit 1920, der Sauerstoff-Ozontherapie und der Colon-Hydrotherapie seit den 90er Jahren üblich. Hinzu kommen viele weitere Verfahren, die ich im Kapitel Begleittherapien ab Seite 87 näher beschreibe.

In Ergänzung muss ich in dieser Neuauflage meines Vater Dr. Otto Buchinger II gedenken, der nach einem langen – jedem seiner Patienten intensiv gewidmeten Leben – am 22. Mai 2003 im 91. Lebensjahr leider verstarb. Er war es, der die Buchinger-Tradition seit 1946 verantwortlich weiterführte und sie nach dem Weltkrieg II wieder in die medizinische Öffentlichkeit brachte. Sein Werk wird im Geiste seiner und meines Großvaters Philosophie in der dritten ärztlichen Buchinger-Generation durch mich weitergeführt. Anpassungen an medizinische Erkenntnisse und Erweiterungen des therapeutischen Spektrums sind ganz in in meines Vaters und Großvaters Sinne, sie bereichern unser Spektrum. Wir sind meinem Vater und meinem Großvater sehr dankbar für ihre unermüdliche, lebenslange Arbeit und für ihr verpflichtendes Vermächtnis.

INFO

Unsere Philosophie und unsere therapeutischen Programme sind auch aus dem Internet (www.buchinger.de) abrufbar, und wir / ich sind z. B. per Email (info@buchinger.de) jederzeit ansprechbar.

Ich möchte dieses Vorwort nicht abschließen, ohne auch Dank zu sagen. Als Erstes möchte ich mich bei meiner Co-Autorin Frau Bettina N. Lindner M. A., bedanken, die das Projekt tatkräftig organisierte und förderte. Ganz besonders dankbar bin ich meiner Frau Evelyn, die mich als loyale Beraterin seit unserem gemeinsamen Medizinstudium begleitet, und meiner Oberärztin Dr. Valerie Nikolai, die mir durch ihr ärztlich-menschliches Engagement und ihre Spiritualität stets ein Vorbild ist – von ihr stammen wichtige Aussagen im Abschnitt „Heilfasten – Möglichkeit zur Weiterentwicklung“ (ab Seite 30). Ferner verdanke ich Herrn Dipl. oec. troph. H.-Helmut Martin – der als kompetenter Ernährungswissenschaftler im Führungsgremium der UGB Gießen tätig ist – den kurzen Überblick über die „Physiologischen Grundlagen“ (ab Seite 38) sowie der Abschnitt über das „Fasten daheim“ (ab Seite 73).

2. Vorwort

Dr. Otto Buchinger II († Mai 2003), verfasst November 1999

Mit dem dankbaren Rückblick auf das bald 80-jährige Jubiläum des Buchinger-Heilfastens denken wir zugleich daran, dass im Laufe der acht Jahrzehnte in steigendem Maße die Vorstellungen von der vorbeugenden Medizin wie auch die vieler Methoden der Naturheilweisen zunehmend von der „schulgerechten Medizin“ anerkannt werden. Bei dem Fasten handelt es sich um ein körperlich-geistiges und auch krankheitsvorbeugendes Geschehen. Der Vorgang beruht auf einer ehrwürdigen, heilsamen Erfahrung. Um des psychophysischen Gewinns willen enthält sich der Fastende temporär jeglicher festen Nahrung. Dem medizinischen Sprachgebrauch nach können wir das Heilfasten als die Krone der Psychosomatik bezeichnen!

Die Geburtsstunde des klinischen Buchinger-Heilfastens ist der 4. Juli 1920. Die ersten Kurpatienten wurden aufgenommen, im Privathause „Bergschlößchen“ in Witzenhausen. Seit 1988 leitet nun mein ältester Sohn, der Internist Dr. Andreas Buchinger, in der dritten Buchinger-Arztgeneration die Klinik. Er führt seither die von seinem Großvater begründete Tradition fort – bis 1996 mit seinem Vater. Dieser wünscht den nachfolgenden Generationen der Familie – insbesondere aber allen Rat- und Hilfesuchenden – viel Segen im Zeichen des heilenden Fastens und der Naturheilweisen. Möge der familienhafte Geist des Hauses auch über zeitbedingte Krisen im Geiste des Gründers Dr. Otto Buchinger weiterhin erhalten bleiben. Und in der Heilkunde allgemein: Das Heilfasten ist nicht nur eine Therapia Magna für die Physis, sondern auch für den eigentlichen, den inneren Menschen!

Die Geschichte der Buchingers

Dr. Otto Buchinger kam am 16. Februar 1878 in Darmstadt zur Welt. Seine Frau (meine Großmutter) Elisabeth Sander, wurde am 20. Oktober 1874 in Darmstadt als Tochter des Bankdirektors Ferdinand Sander geboren. Ferdinand Sander stammte aus einer alten, aus Spanien nach Deutschland geflohenen jüdisch-sephardischen Kaufmannsfamilie (namens Hakohen). Zusammen mit ihrem Mann konnte sie aufgrund ihrer Ausbildung den Aufbau in Witzenhausen und Bad Pyrmont durchführen.

Ab 1903 bis 1905 ging Dr. Otto Buchinger per Auslandsbordkommando / Ostasienflotte mit dem Repräsentationsschiff Panzerkreuzer „SMS Hertha" auf Reisen durch einen großen Teil der damaligen Welt. Dabei erlebte er hochinteressante und prägende Begegnungen mit Menschen, Kulturen und Religionen.

Prägende Begegnungen

Beobachtungen während der dreijährigen Borddienstzeit zeigten ihm, dass sich durch Alkohol, Rauchen, Bewegungsmangel und falsche Ernährung gesundheitliche Probleme einstellen können. Anlass genug für Dr. Otto Buchinger, sich mit diesen Umständen näher auseinander zu setzen. Ab 1908 lebte er alkohol- und nikotinenthaltsam. Die Großeltern heirateten 1908 in Darmstadt. Vier Kinder wurden im Laufe der Jahre geboren, von denen nur mein Vater Medizin studierte. Er war als Nachfolger seines Vaters vorgesehen. Otto Buchinger (I) wurde 1909 zusammen mit seiner Frau in Hamburg in die Guttempler-Loge „Energie" (die „Guttempler" setzen sich gegen Alkoholmissbrauch ein und helfen Alkoholabhängigen aus ihrer Sucht heraus) aufgenommen.

1910 folgte die Versetzung nach Flensburg-Mürwick. Hier hielt er weitere Vorträge und schrieb Artikel zur Alkohol- und Nikotinabstinenz sowie auch zur gesunden Ernährung. Das brachte ihn zunehmend in die Kritik, weil er damit gegen die damaligen Gesellschaftssitten verstieß.

Seit 1911 studierte der Schulmediziner O. B. die Homöopathie, die für ihn immer mehr Bedeutung gewann.

1913 hatte er erstmals eine völlig vegetarisch lebende Familie besucht, was ihn auf seinem Weg in den Vegetarismus bestärkte. Sein Studium der Literatur zur Ernährung und zum Vegetarismus brachte ihm die Erkenntnis, dass der Mensch doch eher noch ein Pflanzenesser ist.

Nach einem Bordkommando zu Beginn des Ersten Weltkrieges wurde er als Chefarzt an das Quarantäne-Lazarett Cuxhaven kommandiert. Immer öfter kamen O. B. Überlegungen in den Sinn, aus dem Marinedienst auszuscheiden. Dann griff das Schicksal ein.

Er erkrankte am 30. September 1917 abends lebensgefährlich an einer Mandelentzündung durch Streptokokkenbakterien. Er wurde von den besten Fachleuten in seinem eigenen Lazarett behandelt. Eine Heilung schien aussichtslos. Er hatte hohes Fieber, verbunden mit einer „Darmlähmung“. Er konnte nichts essen, zum Glück aber noch trinken. Am 9. Tag wurde er apathisch. Nach einem gewaltigen Schweißausbruch kam es zwar zu einer Besserung, zurück blieb aber ein chronisches Gelenkrheuma (Defektheilung). Als rheumakranker Invalide wurde O. B. im Februar 1918 nach Flensburg zur Familie entlassen. Das war der endgültige Abschied von der Marine mit Beförderung zum „General-Oberarzt“.

Die Familie zog daraufhin nach Witzenhausen an der Werra um. Dort übernahm O. B. den Posten eines Dozenten für Tropenhygiene an der Deutschen Kolonial-Hochschule, in der der Nachwuchs für Deutsch-Südwest-Afrika ausgebildet wurde. Zusätzlich baute er langsam eine homöopathische Landarztpraxis auf. Aber nach wie vor war er ein invalider Arzt.

Heilung durch Fasten

Dieser Zustand änderte sich unglaublicherweise im Sommer 1919, nachdem O. B. sich selbst durch Fasten geheilt hatte. Das kam so: Ein Freund und medizinischer Laie hatte ihm bei einem Besuch zum Fasten geraten. O. B. ging nach Freiburg zu Dr. G. Riedlin und fastete dort mit Tee, Wasser und Säften. Am 19. Fastentag schließlich musste er nach einer Krise das Fasten beenden. Danach konnte er wieder (wie in gesunden Zeiten) seine Gelenke durchbewegen, was damals einem Wunder gleichkam.

O. B. hatte aber aus seiner aktiven Marinezeit noch ein chronisches Gallenleiden, welches nach einer weiteren Fastenkur bei Dr. S. Moeller in Dresden-Loschwitz verschwand.

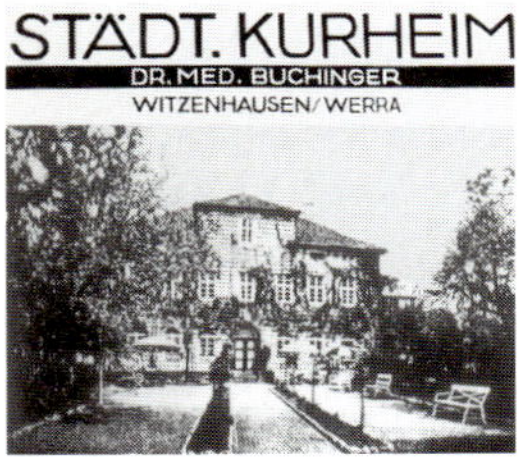

Er begann sich intensiv mit dieser für ihn neuen Materie zu beschäftigen. Zu Hilfe kamen ihm später auch Kontakte zu Professoren/Hochschulmedizinern, die über die Fastenphysiologie geforscht und veröffentlicht hatten. Am 4. Juli 1920 machten dann die ersten „Fasten-Patienten" in Witzenhausen ihre erste Fastenkur.

1927 trat Dr. Otto Buchinger in die internationale Quäker-Gemeinde ein. Von 1933 an wollten die Nazi-Machthaber in Witzenhausen O. B. zwingen, anstelle seiner Diakonissen-Schwestern „NS-Schwestern" einzustellen.

O. B.s ablehnende Haltung gegenüber den braunen Machthabern ließ das nicht zu. Es gab nur die eine Möglichkeit: zu gehen. Wie viele vernünftige Deutsche hoffte auch er, dass das Naziregime sich nicht halten würde. Ende 1935 erschien die erste Auflage seines Klassikers „Das Heilfasten und seine Hilfsmethoden". Noch im gleichen Jahr wurde wegen der starken Nachfrage die zweite Auflage gedruckt.

Kurheim in Bad Pyrmont

Im Laufe des Jahres 1935 kaufte O. B. in Bad Pyrmont ein ehemaliges Kurheim. Das Kurheim Dr. Otto Buchinger zog daraufhin von Witzenhausen nach Bad Pyrmont um. Bad Pyrmont war als eines der ältesten Heilbäder Deutschlands immer schick und mondän gewesen. Besonders fasziniert aber war O. B. von der uralten Heiltradition des Kurortes. Bald wurde O. B. gewarnt vor Denunziationen wegen seiner öffentlichen Kritik am Nazisystem und an den Machthabern, einige seiner Freunde wurden verhaftet. Im Februar 1936 sah er erstmals bei einer Ärztetagung Ärzte in brauner Uniform mit umgeschnallter Pistole – unglaublich für einen Arzt!

Zur Charakterisierung O. Buchingers: Wie mir eine Überlebende der Pyrmonter jüdischen Gemeinde (die seit 1939 in den USA lebt) bei ihrem ersten Pyrmont-Besuch seit ihrer Flucht 1939 erzählte, hielt mein Großvater sonntags manche Quäker-Andacht im Pyrmonter Quäker-Haus. Die noch in Bad Pyrmont lebenden Juden – denen das Abhalten des Shabbats 1933 verboten worden war – gingen sonntags in das Quäker-Haus, wenn bekannt war, dass O. B. die Andacht hielt. Die Dame sagte mir, sie habe als Kind im Gesicht ihrer sorgenvollen und geängstigten Mutter jedes Mal nach der Andacht ein Lächeln gesehen sowie Hoffnung verspürt. Das hatten O. B.s Worte geschafft. Aber es waren auch hier jedes Mal Denunzianten unter den Zuhörern (was meinem Großvater bekannt war)!

Im Oktober 1938 war O. B. dem Nazi-Hetzblatt „Stürmer" eine Schlagzeile wert: „Der Schandfleck von Pyrmont: Was Dr. Buchinger einem Juden schreibt". O. B. hatte einem ihm unbekannten Dr. Taucher aus Breslau, der ihn um die Behandlung seiner Frau, einer Jüdin, gebeten hatte, handschriftlich geantwortet. Mein Großvater schrieb, dass er aufgrund der Anordnung des Reichsärzteführers Wagner (deutsche Ärzte durften keine Juden behandeln) Frau Taucher nicht medizinisch versorgen dürfte. Er schrieb weiterhin, dass er als Mensch und Arzt die Notwendigkeit dieser Maßnahme bedauere. Den Brief unterzeichnete O. B. überdies mit „Hochachtungsvoll". Der „Stürmer"-Hetzartikel schloss: „Ein Mann vom Schlage eines Dr. Buchinger hat in den Reihen der deutschen Ärzte nichts mehr zu suchen!" Der Brief war offensichtlich entgegen dem Briefgeheimnis geöffnet und gelesen und dann im Nazi-Hetzblatt „Stürmer" im vollen Wortlaut veröffentlicht worden. Die Folge waren wüste anonyme postalische Beschimpfungen („Judenknecht"). Vereinzelt aber kamen (trotz der Zensur) anerkennende Zuschriften. Zwei Tage später erfolgte das Verhör bei der Polizei-Dienststelle in Bad Pyrmont. „Was hat Sie zu dieser Stellungnahme in der Judenfrage bewogen?" O. B. antwortete:„Gott und mein Gewissen".

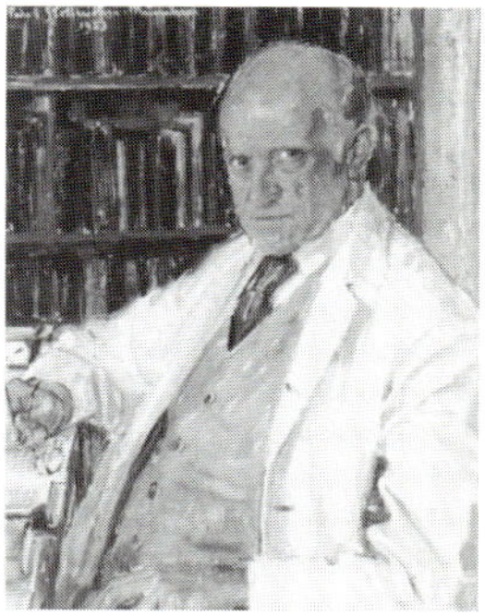

Dr. Otto Buchinger I

Am 12. Dezember 1938 kam eine Vorladung vor das Ärzte-Bezirksgericht Hannover – Anklage wegen „standeswidrigen Benehmens". Die Anklage ging bis vor das Reichs-Ärztegericht in München, zum Glück nicht mit der schlimmsten Folge.

Verbot, Patienten aufzunehmen

Am 16. Juni 1939 wurde O. B. vom Pyrmonter NS-Bürgermeister verboten, weitere Patienten aufzunehmen. Seitdem war die Familie unter enger Gestapo-Überwachung. Das Sanatorium und die Familie stand auf einer Art schwarzer Liste bei den Nazis.

Als „jüdischer Mischling" kam mein Vater Dr. med. Otto Buchinger II als Sanitäter/Krankenpfleger (mit akademischem Titel!) mit Rommels Afrika-Corps nach Nordafrika und geriet dort im Mai 1943 in

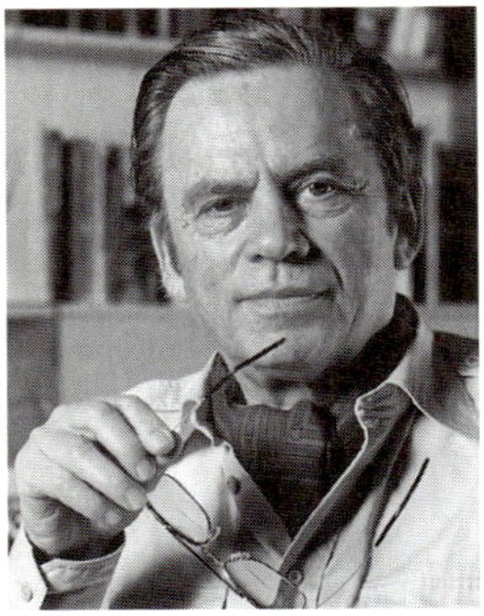

Dr. Otto Buchinger II

lebensrettende US-Gefangenschaft. Ab 1942 Umwandlung der Häuser des Sanatoriums in ein Lazarett. Oktober 1942: Ferntrauung beider Eltern (mein Vater befand sich zu dieser Zeit in US-Gefangenschaft).

Befreiung Bad Pyrmonts von der Nazi-Herrschaft am 5. April 1945. Kurz nach Kriegsende erfuhr meine Familie, dass meine Großmutter um ein Haar der Deportation in das KZ-Theresienstadt (wegen ihres jüdischen Vaters) entgangen war. Am 10. März floh mein Vater aus der englischen Kriegsgefangenschaft nach Bad Pyrmont. Nach kurzer Begrüßung mit seinem Vater ging er sofort an die Arbeit. Die Patientenzahlen stiegen, und die zu Lazaretten umfunktionierten Häuser wurden nach und nach an Dr. Buchinger zurückgegeben.

Von 1948 bis 1956 kamen meine vier Geschwister und ich zur Welt.

Sanatorium in Überlingen

1953 hatte der Schwager meines Vaters, der Kaufmann Helmut Wilhelmi, im Beisein O. Buchingers sein Sanatorium in Überlingen eröffnet, welches Wilhelmi selbst aufgebaut hatte. Mein Großvater (Ehrenbürger der Stadt Bad Pyrmont) war – nunmehr mit 75 Jahren dem Ruhestand entgegensehend – nach Überlingen umgezogen. Meine Großmutter (seine Frau) blieb wie ursprünglich geplant bis zu ihrem Lebensende 1968 bei ihrem Sohn Otto in Bad Pyrmont.

Mein Vater übernahm als Nachfolger und „Der Buchinger-Arzt" 1946 das Werk vom Vater. Eine große Anzahl an Vorträgen und Tagungen führten ihn durch die Bundesrepublik. Er erwarb sich große Verdienste um die Gesundheit der Zuhörer, denn er brachte damals schon die lebensbedrohlichen Folgen des Rauchens (deswegen hatte ihm die Tabakindustrie sogar gedroht, ihn wirtschaftlich total zu ruinieren), die lebensbedrohlichen Folgen der falschen Ernährung, des Bewegungsmangels, die Gefahren des Alkoholmissbrauchs usw. unverblümt zur Sprache.

Neues Klinikgebäude in Bad Pyrmont

Im Mai 1959 wurde das neue Klinikgebäude in schönster Lage oberhalb Bad Pyrmonts eingeweiht, Otto Buchinger I. hielt eine bemerkenswerte Festansprache.

Am 16. April 1966 verstarb Otto Buchinger I. in Überlingen, seinem Altersruhesitz.

Im Juli 1975 erhielt mein Vater wegen seiner ärztlichen und kommunalpolitischen Verdienste das Bundesverdienstkreuz.

Um die wirtschaftlichen Belange und die Organisation der Klinik kümmerte sich von den 50er Jahren an bis zur Übergabe an die Nachfolger Dr. Andreas Buchinger Ende 1995 meine Mutter, Frau Marie-Luise Buchinger.

Seit Januar 1996 führen meine Frau und ich, Evelyn und Andreas Hans-Otto Buchinger, das Stammhaus in Bad Pyrmont.

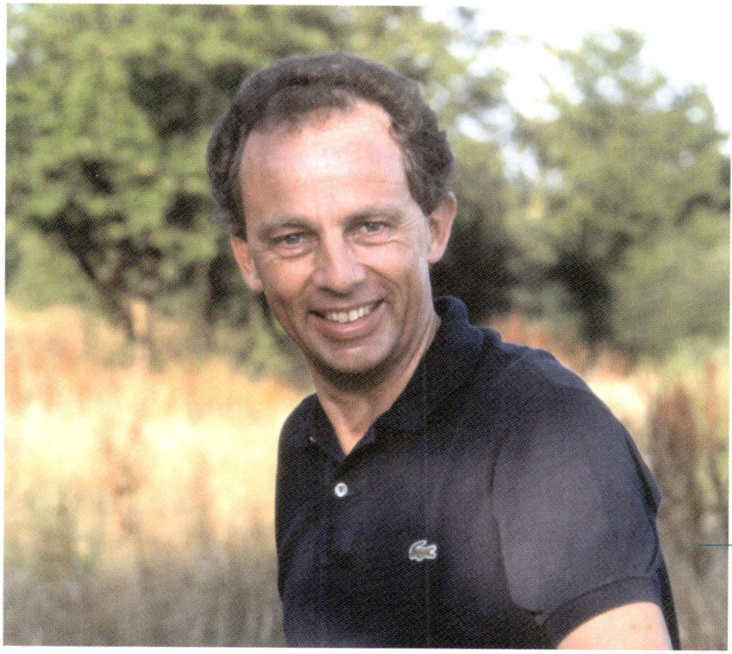

Dr. Andreas Buchinger

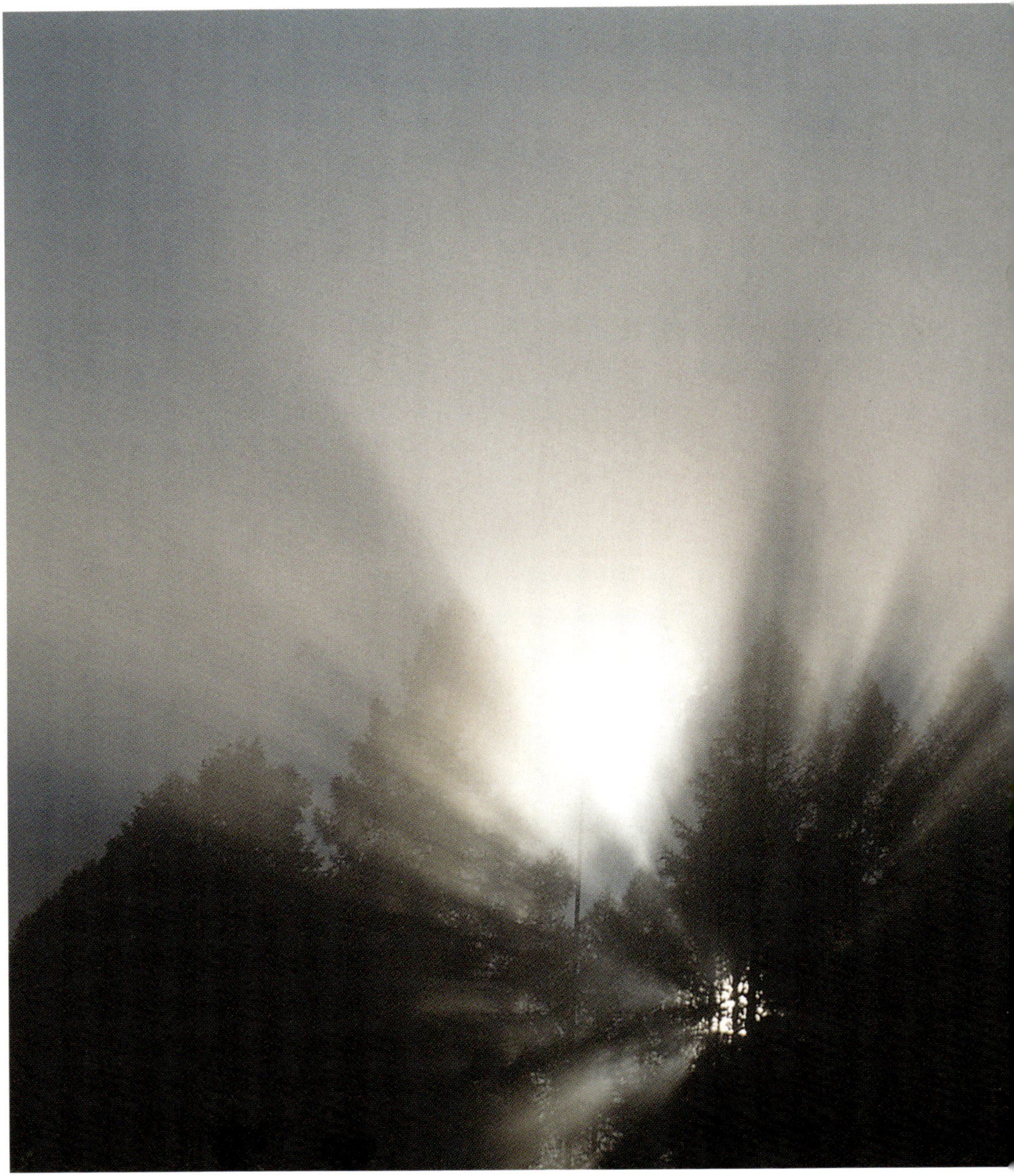

Was bedeutet Fasten?

Fasten bedeutet einerseits, für eine gewisse Zeit auf Nahrung zu verzichten. Aber Fasten ist mehr: In vielen Kulturen wird gefastet, um das Bewusstsein zu öffnen und in spirituelle Bereiche vorzudringen.
Auch beim Heilfasten nach Dr. Otto Buchinger ist diese Dimension des Fastens unverzichtbarer Bestandteil, denn bei dieser Form des Fastens wird das „heil werden" im Sinne einer ganzheitlichen Betrachtungsweise mit einbezogen.

Traditionelle Wurzeln des Fastens in aller Welt

Blickt man in die frühe Menschheitsgeschichte und in die vergangenen Jahrhunderte zurück, stellt man fest, dass schon immer Schamanen oder Priester in Personalunion auch Ärzte waren. Erst im Laufe der letzten Jahrhunderte vollzog sich eine Trennung zwischen dem Arztberuf und dem Seelsorger- und Priestertum. Missernten und Kriege hatten früher oft Hungersnöte zur Folge. Die alten Priester-Ärzte fügten das zeitlich begrenzte „Nicht-Essen" in religiöse Vorschriften ein. Fasten als Ritual hatte hier seinen Beginn. So empfing man z. B. erst dann höhere Weihen, wenn man zuvor gefastet hatte. Hinzu kam die Beobachtung unserer Vorfahren – vor allem seit der Domestizierung verschiedener Tierarten –, dass erkrankte Tiere für eine begrenzte Zeit feste Nahrung verweigern und schließlich dabei gesund werden.

Fasten als Ritual

Religionen „mit Buch"

Bleiben wir bei den Religionen: Fasten ist vor allem in den drei großen Religionen „mit Buch" (d. h. Bibel) – Judentum, Christentum und Islam – eine Institution. Es ist ein wichtiges Ereignis im Jahresablauf dieser drei großen Religionen.

Immer hatte Fasten hier den Sinn, Gott um Verzeihung zu bitten für Verfehlungen, um schließlich auch Sühne gewährt zu bekommen. Der Verzicht auf Nahrung, so heißt es bei allen Religionen, macht demütig und rein – eine sehr gute Voraussetzung also, zu Gott zu beten.

Gut zu wissen

Fasten, um Gott nahe zu sein

Die traditionellen Wurzeln des Fastens sind immer auch spiritueller Art, im Sinne der Rückkehr zu den Quellen des Glaubens.
Alle Religionen „mit Buch" haben in Bezug auf das Fasten drei Tätigkeiten gemeinsam: Beten, Almosen geben, Sündenbekenntnis.

Das Judentum als „Mutterreligion" des Christentums ist eine ethisch-monotheistische Religion („der Herr ist unser Gott, der Herr ist einzig", „Gott ist einzig und unteilbar"), basierend auf der Thora (dem Alten Testament nach christlicher Diktion), die die fünf Bücher Mose („Pentateuch") enthält, und auf dem Talmud, dem Hauptwerk des rabbinischen Judentums. Die jüdische Glaubenspraxis findet häufig innerhalb der Familie statt (z. B. die wöchentliche Kabbalat-Shabbat-Feier am Vorabend des Shabbat).

Jom Kippur

Man kennt im Judentum insgesamt sieben Fastentage, die zu unterschiedlichen Monaten im jüdischen Jahresablauf stattfinden. Der bekannteste ist „Jom Kippur" (am 10. Tishri), der „Versöhnungstag". Er folgt dem jüdischen Neujahr „Rosh ha Shanah" im Monat September/Oktober. Die Liturgie dieses sehr feierlichen Tages handelt von Sünde und Buße, denn das Judentum lehrt, dass einem Menschen nach Umkehr die Vergebung Gottes sicher ist. Das Jom Kippur-Fasten ist ein totales Fasten über 24 Stunden von Abend zu Abend und beinhaltet Gebete, Almosen geben und öffentliches Sündenbekenntnis.

Für Juden ist das Ziel eines jeden Fastens die spirituelle Wiedergeburt. Man bekennt sich vor Gott als Sünder und bittet um Vergebung und Hilfe. Im Fasten will man zu Gott zurückkehren, das ist der Gedanke der Versöhnung mit Gott. Fasten wurde und wird auch als Mittel zur Abwendung oder Verhinderung von Unheil durchgeführt. Die Ausnahmen vom Fasten sind in der Thora geregelt: Kinder, Greise, Schwangere, Kranke dürfen nicht und Reisende müssen nicht fasten.

Am Beginn des Christentums fanden sich noch deutliche Parallelen (Jesus war und blieb zeit seines Lebens praktizierender Jude!) zu der jüdischen Fastenpraxis. Im Laufe der Jahrhunderte bildete sich nur durch Dekrete verschiedener Päpste und Reformatoren das heutige vorösterliche Fasten heraus.

Fasten fand ursprünglich in Erinnerung an die Gefangennahme und Kreuzigung Jesu (die Verantwortung für die Kreuzigung Jesu trifft nach neuesten Forschungen zuallererst die Römer, und keinesfalls die Juden!) statt. In der Urkirche stand Fasten in Zusammenhang mit der Liturgie, man praktizierte es gemeinsam. Zum Abschluss des Fastens versammelte man sich zum gemeinsamen Gebet oder zur Eucharistie. Immer war Fasten auch mit Almosengeben verbunden.

Fasten vor Ostern

Die römisch-katholische Kirche und die orthodoxe Kirche (letztere ist seit der Trennung 1054 nach der Zeitrechnung von Rom unabhängig) praktizieren beide das vorösterliche Fasten, jedoch in unterschiedlicher Art, Dauer und Konsequenz.

Die protestantischen Kirchen kennen ebenfalls das vorösterliche Fasten, jedoch mit unterschiedlich konsequenter Durchführung. Luther, Calvin und Zwingli war an einem strengen Fasten gar nicht so sehr gelegen. Für Protestanten gilt beim Fasten das Prinzip der Freiwilligkeit. Ausnahmen vom Fasten sind analog zum Judentum nicht definiert.

Ramadan

Der Koran verpflichtet Muslime zum Fasten im neunten islamischen Mondjahr, dem Ramadan – dem wichtigsten Monat im Jahresablauf eines Muslims. Dieses Fasten ist ein totales Fasten in der Zeit des Tageslichtes (von der Morgen- bis zur Abenddämmerung). Vom Eintritt der Abenddämmerung an darf und wird gegessen und getrunken bis zur Morgendämmerung. In der Zeit des Ramadans finden sehr intensive religiöse Übungen und Gebete statt. Die konsequente Vermeidung von Flüssigkeiten tagsüber kann jedoch vor allem in heißen Gegenden mit hohen Außentemperaturen unter Umständen zu Kreislaufkomplikationen führen.

Bei den nächtlichen Essen sind leichte Gerichte anzuraten und schwere zu meiden.

Die täglichen fünf Gebete sind ein ganz wichtiger Bestandteil des Ramadans und die Moscheen sind zum Freitagsgebet gut besucht. Die muslimische Fastenzeit wird mit dem größten Fest des islamischen Jahresablaufes, dem „Eid“, beendet. Dieses höchste muslimische Fest vereint Familien und Freunde. Ausnahmen vom Fasten sind im Koran präzise geregelt.

Der Prophet Mohammed hatte mit dem Ramadan auch beabsichtigt, den Menschen durch ein direktes Erlebnis der Nahrungsmittelverknappung zu zeigen, wie es den Armen geht, die nicht genug zu essen haben. Gleichzeitig ist es üblich, während des Ramadans Almosen zu geben (etwas von seinem Wohlstand mit anderen zu teilen).

Almosen

Religionen „ohne Buch"

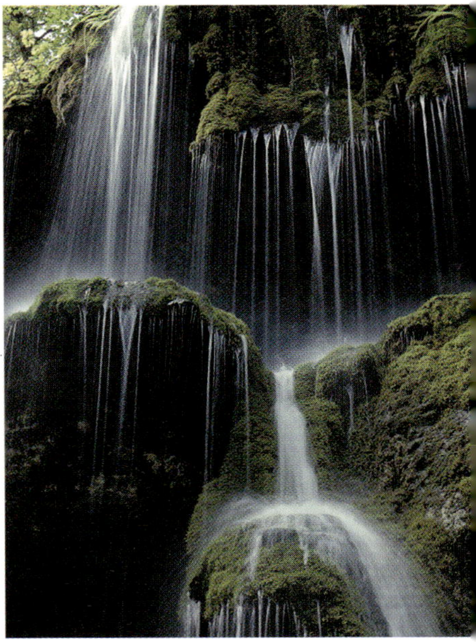

Der Hinduismus oder „ewiger Glaube" lässt sich auch mit „viele Wege, ein Ziel" als Motto beschreiben. Die meisten Hindus anerkennen die Autorität der alten Schriften, der „Veden". Das höchste Ziel eines Hindu ist es, die persönliche Befreiung von dem Kreislauf Geburt, Tod und Wiedergeburt zu erlangen (das „Nirvana", das Loslassen-Können von allem). Zum Nirvana führen nur drei Wege: Der Weg der Hingabe, des Handelns und der Erkenntnis. Der Hinduismus ist eine der Natur sehr verbundene Religion. Die Wasser des Ganges sind Symbol des nie enden wollenden Lebens.

Den Begriff des Fastens findet man im Hinduismus weniger, viel eher aber den der Askese, die insbesondere von den „heiligen Männern", den Sadhus, gelebt wird. Diese Askese schließt ein Fastengelöbnis, Zölibatsgelöbnis, Schweigegelübde, Wanderschaft, extreme Körperkasteiungen, Yogaübungen und Monodiät (nur Milch oder nur Früchte) ein.

In dem in der indischen Kultur entstandenen Ayurveda ist Fasten als religiöse Observanz oder als Sühne bekannt. Ayurveda ist eine alte Heilkunde und Gesundheitslehre (basierend auf den „Veden"). Fasten wird darin in eine eigene wissenschaftliche Philosophie eingeordnet und davon ausgehend differenziert eingesetzt.

Ayurveda

Der Buddhismus wurde durch den indischen Prinz Siddharta Gautama (560–470 vor der Zeitrechnung), genannt Buddha, begründet. Dieser war Hindu und unzufrieden mit seinem spirituell kargen Le-

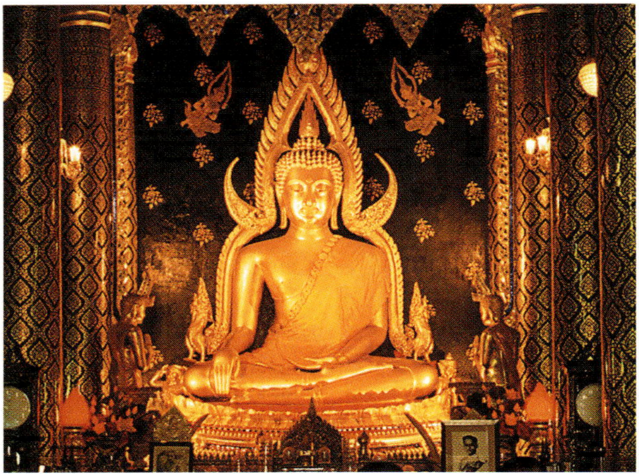

ben, so verließ er mit 29 Jahren seine Frau und seinen Sohn auf der Suche nach Erleuchtung. Nach sieben Jahren der Askese (Entsagung und Fasten) erlangte er, in einem Zustand tiefer Meditation unter einem Bodhi-Baum im Wald sitzend, die „Erleuchtung". Das Nirvana zu erreichen bedeutete für ihn, dass das Begehren erlischt, das den Menschen an den Zyklus von Geburt und Wiedergeburt fesselt. Die Lehre Buddhas basiert auf den „Vier edlen Wahrheiten". Die vierte edle Wahrheit beinhaltet den „Edlen achtfachen Pfad", einen mittleren Weg zwischen Genuss und Askese. Die erstrebte Geisteshaltung des Buddhisten nach innen und außen ist die heitere Gelassenheit in dem Wissen um die Vergänglichkeit und den Wandel. Im Buddhismus ist das Fasten weniger üblich, Askese ist aber durchaus bekannt.

Bei den Völkern mit animistischem Glauben (Stammesreligionen) hat Fasten eine magisch-rituelle Bedeutung und soll schützende Geister anstelle böser Dämonen herbeirufen.

Suche nach geistigen Inhalten

Die Menschen der neuen Zeit suchen nach geistigen Inhalten! Fasten begreift sich auch als ein religiöser Akt. In der Praxis zeigt sich dies auch schon in der Erwartung, mit der die Patienten kommen. Sehr gut wird deshalb die Darstellung des Zusammenhangs von Fasten und den Religionen in unseren Vorträgen aufgenommen.

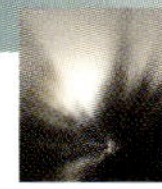

Der Begriff „Heilfasten“

„Mein lieber Sohn, Du tust mir leid,
Dir mangelt die Enthaltsamkeit.
Enthaltsamkeit ist das Vergnügen
An Sachen, welche wir nicht kriegen!
Drum lebe mäßig, denke klug.
Wer nichts gebraucht, der hat genug ...“
Wilhelm Busch (1832–1908)

Der naturheilkundlich arbeitende Arzt Dr. Otto Buchinger I. schuf den Begriff „Heilfasten“ nach seinem ersten Heilfasten 1919. Seiner Definition nach enthält die erste Silbe „Heil-“ dem Sinn nach folgende lateinische Begriffe:

Gut zu wissen

Die Bedeutungen der Silbe „Heil-“

- Curare = heilen, kurieren, aber auch Fürsorgen, bemühen (Heilen)
- Integer = ganz, voll, unversehrt, unverletzt (Ganzheitlichkeit)
- Sanctus = heilig, geweiht (religiöser Aspekt, Glaube)
- Salus = Gesundheit, Wohl(fahrt), Heil, Rettung (seelisch-geistiger Aspekt)

Mit den lateinischen Begriffen und deren inhaltlicher Bedeutung weist Otto Buchinger auf die Ganzheitlichkeit des Heilfastens hin und spricht Körper – Seele – Geist gleichermaßen an. Dr. Otto Buchinger wünschte sich, dass diese vier lateinischen Begriffe auch in die alltägliche Arbeit eines jeden Arztes einfließen, ähnlich der früheren Einheit von Priestertum und ärztlicher Arbeit.

INFO

Heilfasten bedeutet einen bewussten, freiwilligen Verzicht auf feste Nahrung für einen begrenzten Zeitraum! Heilfasten hat gar nichts mit „Hungern“ zu tun! Heilfasten ist der stärkste Impuls an die Selbstheilungskräfte des Körpers!

Der tiefere Sinn des Fastens liegt im Bereich der körperlichen Reinigung und körperlichen Regeneration, der Bewusstwerdung und Selbstfindung. Heilfasten regt die Selbstheilungskräfte des Körpers (den „inneren Arzt“) an. Fasten bedeutet aber auch, ein Fest des Leibes und der Seele zu feiern, ganz deutlich z. B. im Osterfest.

Gut zu wissen

Was Heilfasten bedeutet

1. Keine „Null-Diät“, kein „Hungern“,
2. bereit sein für einen zeitlich begrenzten Verzicht auf feste Nahrung (bewusster Verzicht); bereit zum Lesen von Fasten-Literatur; innere Bereitschaft zur Teilnahme an bewusstseinsbildenden und gesundheitserhaltenden Maßnahmen,
3. sich Zeit nehmen,
4. sich vom Alltag und vom Stress lösen, „loslassen“ wollen!
5. Gleichzeitig selbst aktiv werden:

   veränderungsbereit sein hinsichtlich krank machender Verhaltensweisen (Erreichen von Selbstbefähigung);

   bereit sein, an regelmäßigen Körperübungen (z. B. Sport) teilzunehmen und die dabei gemachten Erfahrungen in den künftigen Lebensstil zu integrieren (sich also in Zukunft bewusst und regelmäßig zu bewegen). Ruhe in sinnvoller Weise abwechseln mit sportlichen Aktivitäten – nur liegen oder nur sitzen ist falsch! Bedenken Sie: Wir haben einen „Bewegungsapparat“ und nicht einen „Sitzapparat“.

   Wichtig: Die körperliche Leistungsfähigkeit ist im Fasten überhaupt nicht eingeschränkt.
6. In Zukunft weglassen, was nicht lebensnotwendig ist: Nikotin, zu viel Alkohol, zu viel Koffein, und auch zu viel Süßes.
7. Heilfasten heißt nur zu trinken – etwa 2,5–3 Liter Flüssigkeit pro Tag mindestens,
8. Ausscheidungen fördern über Darm, Nieren, Haut.
9. Heilfasten heißt aber auch, sich an die Wurzeln des Fastens zu erinnern – sich also auf Gott zu besinnen! Ruhe, Stille, Meditation sollten möglich sein.

INFO

Sprachlich lässt sich der Begriff „Fasten“ vom gotischen „fastan“ ableiten: das heißt so viel wie festhalten, sich an die Verordnungen des Priesters/Arztes halten.

Heilfasten bedeutet also auch, mit großer Freude die Reise nach innen anzutreten und spirituelle Erfahrungen zu machen. Es ist spannend, sich selbst zu begegnen, sich selber kennen zu lernen und die Chance zu bekommen, an der Gestaltung des eigenen zukünftigen Lebens entscheidend mitzuwirken!

Heilfasten muss methodisch korrekt durchgeführt werden!

Man muss das „einfache Fasten“ streng vom „naturheilkundlichen Fasten“ unterscheiden, denn nur hier gibt es eine kompetente, fachliche Anleitung (Heilfasten).

Die Leitlinien zur Fastentherapie können Sie beziehen von der Ärztegesellschaft Heilfasten und Ernährung (Adresse s. Seite 115).

Gut zu wissen

Was sind die Kennzeichen des „einfachen Fastens“?

- Es findet häufig ohne fachlich kompetente Begleitung statt,
- kann einfach nur „nichts essen“ sein,
- kann als „Abspecken“ bezeichnet werden,
- kann Hungern sein, bedingt durch Missernten, Kriegseinwirkungen, Geldmangel,
- kann Verweigerung der Nahrungsaufnahme sein bei schwerer Erkrankung oder auch z. B. aus politischen Gründen,
- kann ohne fachliche Überwachung negative gesundheitliche Auswirkungen haben,
- hat keine positiven Langzeitwirkungen hinsichtlich Risikofaktoren,
- bringt keine nachhaltigen Veränderungen der krank machenden Verhaltensmuster (z. B. Essverhalten),
- hat keine spirituelle Dimension.

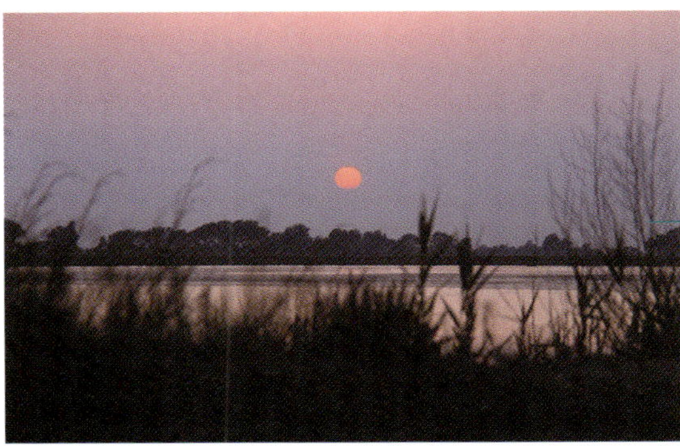

Heilfasten bedeutet auch immer eine Reise nach innen

Heilfasten – Möglichkeit zur Weiterentwicklung

„Das ist ein Arzt, der das Unsichtbare weiß,
das keinen Namen hat, das keine Materie hat,
und hat doch seine Wirkung."
(Paracelsus)

Was machen Sie eigentlich, wenn es Ihnen schlecht geht? Wenn Sie nicht mehr weiterwissen? Wenn die Partnerschaft in die Brüche ging? Der Ärger im Job so eskaliert ist, dass die Kündigung droht? Was, wenn Sie einfach zu nichts mehr Lust haben, weil Sie keinen Sinn mehr drin sehen?

Normalerweise sucht man die Lösung dann ja im „außen". Man besorgt sich einen neuen Job, einen neuen Partner, eine neue Aufgabe. Und das Karussell dreht sich wieder weiter. Was aber, wenn sich nach geraumer Zeit die ähnlichen Katastrophen (nur mit anderen Personen) wieder einstellen? Was ist, wenn Sie merken, Sie können nur eines verändern – nämlich sich selbst? Was ist, wenn Sie merken, dass Sie sich in etwas verloren haben und jetzt eigentlich gar nicht mehr wissen, wer Sie sind und was Sie wirklich wollen?

Heilende Seelenführung

Das Heilfasten nach Dr. Buchinger ist eine optimale Möglichkeit wieder zu sich selbst und seinen tatsächlichen Bedürfnissen zu finden. Neben der medizinischen Betreuung ist die „heilende Seelenführung" während des Fastens ein sehr wichtiger Faktor. Heilfasten kann in gewissen Fällen wie eine seelische Operation sein, nach der man Probleme in den Griff bekommt oder sich von schlechten Angewohnheiten ohne Anstrengung befreien kann. Warum das klappt?

Während der Kur entgiftet der Körper von krank machenden Schlackenstoffen – gleichzeitig löst sich die Seele aber auf einer anderen Ebene von geistigen Giften, die sie am Leben, am Glücklichsein behindern. Bei manchen Fastenden entgiftet die Seele sogar schneller als der Körper – z. B. dann, wenn diese Entlastung für den Menschen besonders dringlich ist.

„Manche kommen hier völlig ausgebrannt an“, beschreibt Frau Dr. Valerie Nikolai, Ärztin in der Klinik Dr. Buchinger ihre Patienten. Seit 1990 in der Pyrmonter Klinik tätig, kümmert sich die feinfühlige Ärztin zusammen mit ihren anderen KlinikkollegInnen besonders auch um das Seelenwohl ihrer Patienten. „Vor allem Frauen haben sich zu Hause so lange Zeit zusammennehmen müssen, dass sie hier, in der plötzlichen Ruhe und Geborgenheit, ihren Gefühlen sofort freien Lauf lassen müssen. Manchmal laufen schon am ersten Fastentag die Tränen, bricht eine ‚Fassade‘ zusammen“, das beobachtet Dr. Nikolai sehr häufig bei den weiblichen Fastenden (ca. 65 % der Hausgäste sind Frauen). Bei den Männern dauert es meistens länger, bis das Eis bricht, weiß die Medizinerin: „Männer (aber auch einige Frauen) wollen oft stark bleiben. Sie bleiben in ihren Rollen stecken. Oft dauert es lange, bis sie sich öffnen. Bei manchen klappt es auch gar nicht. Die bleiben bis zum Schluss ‚zu‘. Da gehen zwar die Pfunde weg, aber die Probleme nehmen die Leute dann wieder mit.“

Die Fassade bricht zusammen

Wieder Zugang zu sich finden

Im Hause Buchinger kann ein Aufnahmegespräch manchmal bis zu zwei Stunden dauern. „Es ist ganz wichtig, dass man sich auf die Leute einstellt und sie richtig anspricht. Jede Seele sehnt sich nach tieferen Antworten, die gerade für sie jetzt richtig sind“, weiß Dr. Nikolai. „Man merkt schon nach kurzen Fragen über die Ehe oder die Arbeit, was nicht stimmt. Kleine liebevolle Gesten genügen oft schon und dann laufen die Tränen und die Leute beginnen zu reden und zu reden“, schildert Dr. Nikolai. Hier muss man sie dann auffangen können. Zeit für sie haben. Sie hinführen zu sich. Wutanfälle, Tränenausbrüche und auch heftige Traumerlebnisse sind als „Erstverschlimmerung“ während der Kur möglich und da heißt es dann aufmerksam und liebevoll auf den Patienten einzugehen.

Für den Fastenden dagegen ist jetzt das Sprechen ganz wichtig! Er soll mit dem Arzt über all das reden, was ihn besonders bewegt. Zusätzlich sinnvoll ist das Führen eines Fastentagebuchs. Dieses „von der Seele schreiben" unterstützt den Entgiftungsvorgang und damit den Heilungsprozess. Auch Gruppengespräche, die sich oft spontan im Aufenthaltsraum oder bei den gemeinsamen Wanderungen ergeben, können Problemlösungen vorbereiten.

Fastentagebuch

Ganz allgemein beobachten die Ärzte in der Klinik Dr. Buchinger, dass das Interesse an geistigen und spirituellen Themen in den letzten Jahren unter den Patienten gewaltig angestiegen ist. Ein breit gefächertes Angebot an Vorträgen, Meditationen, Seminare, aber auch an

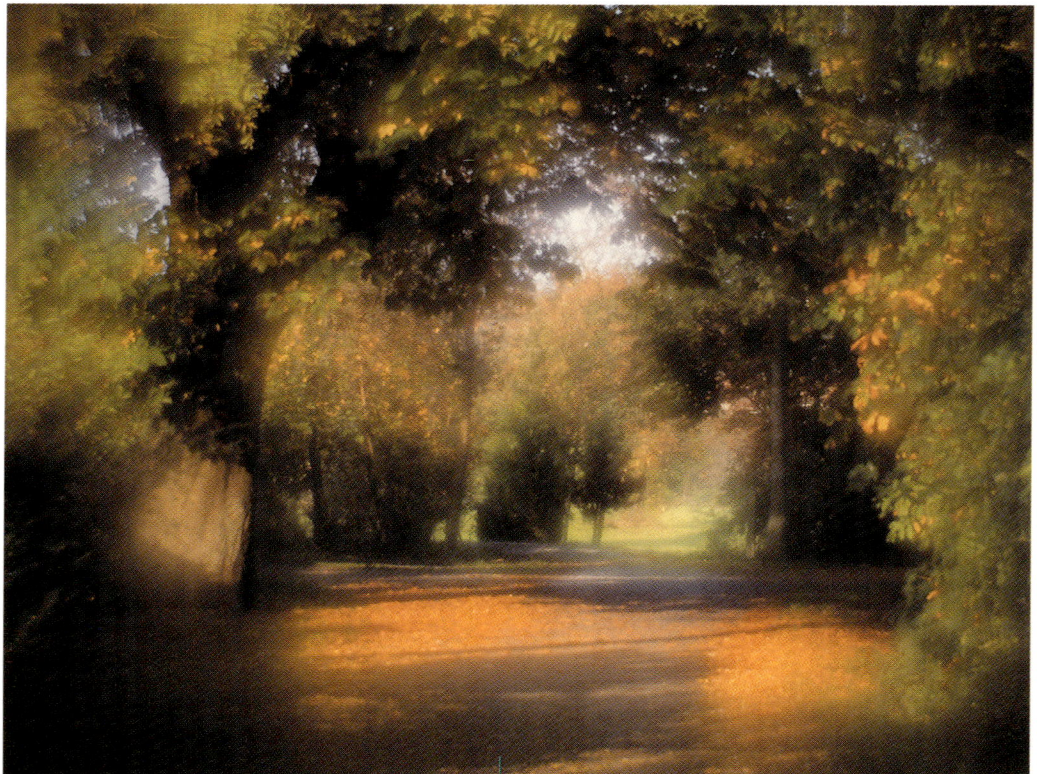

Heilfasten kann dazu verhelfen, wieder einen Weg zu finden.

privaten Gesprächsmöglichkeiten findet großen Anklang bei den Fastenden. „Es ist so schön zu sehen, wie die Leute nach einer gewissen Zeit des Fastens und der Abgeschiedenheit wieder einen Zugang zu ihrem inneren Gefühl bekommen“, schildert Dr. Nikolai, „wir fordern die Menschen immer wieder auf, bei allen Fragen und Problemen, die beim Fasten erstmals verstärkt hochkommen, in sich hineinzuspüren“.

Manchmal gibt es auch so ungewöhnliche Tipps wie: Gehen Sie mal barfuß und spüren sie den Boden unter den Füßen. Oder: Umarmen Sie mal einen Baum. Hören Sie, was er Ihnen zu sagen hat. „Die Leute sind dann meist total glücklich, wenn sie später davon erzählen.“

Psychosomatische Erkrankungen

Manchmal haben sich die seelischen Probleme so sehr im Körper manifestiert, dass es dann zu psychosomatischen Erkrankungen kommt. Dazu gehören zum Beispiel oft Magen- und Darmerkrankungen, Migräne, Allergien, Herzrhythmusstörungen, Asthma usw. Fast jede Krankheit kann psychosomatisch überlagert sein. Das heißt: die Beschwerden verbessern sich, wenn das zugrunde gelegte Problem sich entfernt.

Die Schulmedizin heilt häufig nur von außen durch invasive Eingriffe und Operationen oder systemisch mittels verschiedener Medikamente. Dadurch werden jedoch oft nur die Symptome geheilt, nicht aber die wirklichen tieferen Ursachen. Betrachtet man den Menschen als eine Einheit von Körper, Geist und Seele, die untrennbar miteinander verbunden sind und sich gegenseitig beeinflussen, kann man die ganzheitliche Sichtweise von der Entstehung von Krankheit begreifen. Der berühmte Arzt Paracelsus hat den Begriff des „Inneren Arztes“ geprägt, eine Instanz im Körper, die sehr genau weiß, auf welcher Ebene die Störung des Gleichgewichtes liegt, die letztendlich zur Krankheit geführt hat. Und: Wirkliche ganzheitliche Heilung ist immer auch Heilung und (Er)Lösung des zugrunde liegenden seelisch-geistigen Konfliktes.

Bewusste Gedankenlenkung

Wir sind, was wir denken

Auch die bewusste Gedankenlenkung ist ein wichtiger Teil der Kur. „Wir sind das, was wir essen – aber noch viel mehr das, was wir denken", beschreibt Dr. Nikolai. Was sich viele immer noch zu wenig bewusst machen: Gedanken bestimmen unser Leben. Unsere Gedankenkräfte sind die stärksten Kräfte überhaupt. Unsere Gedanken erschaffen unser Leben. Kraft der Gedanken können wir nicht nur Berge versetzen, unsere Wünsche und Lebensziele verwirklichen, sondern auch unsere Krankheiten besiegen. Durch die Änderung unserer (oft negativen) Denk- und Fühlmuster hin zu aufbauenden, konstruktiven und liebevollen Gedanken werden wir genau das auch in unser Leben hineinziehen.

Diese Erkenntnisse kann man in nahezu allen Weisheitsbüchern aller Völker und Kulturen nachlesen:

Unsere Gedanken schaffen neben unserer alltäglichen Realität auch unsere spirituelle Welt. Viele Patienten beschäftigen sich in den Wochen des Fastens, fernab von ihrem Alltag, mit spirituellen Themen wie etwa dem Sinn des Lebens, ihrer Lebensbestimmung, dem inneren Heilsein, und mit Gott, dem Kosmos oder wie man diese Höhere Kraft auch immer nennen möchte. Und hier sieht sich Frau Dr. Nikolai (wie auch ihre Kolleginnen und Kollegen der Klinik) zusätzlich gefordert.

Priesterärztin

Als „Priester-Ärztin" ist ihr auch das seelisch-geistige Wachstum ihrer Patienten ein Anliegen. Ganz nach dem Vorbild Dr. Otto Buchingers, der das Heilfasten als eine Methode der „re-ligio", der Rückbindung, wieder entdeckte.

Heilfasten als spiritueller Weg

Der magische Schlüssel zu dieser Rückbindung liegt in dem allumfassenden Lebensprinzip überhaupt: der Liebe. Liebe ist die stärkste heilende Kraft. Liebe heilt Körper, Seele und Geist gleichermaßen. Das Heilmittel Liebe kostet nichts und ist immer in unerschöpflicher Menge in uns enthalten. Wir müssen diese Quelle nur durch bewusste Lenkung unserer Gedanken und Gefühle wieder aktivieren, d.h. zum Fließen bringen. Eine gute Gelegenheit dazu ist eine mehrwöchige Fastenkur, während der man Zeit hat, sich wieder auf sich selbst und seine inneren Werte zu besinnen.

„Dann werden wir auch spüren“, so Dr. Nikolai, „dass wir über die Liebe in uns mit Gott verbunden sind. Denn Gott ist letztendlich nichts anderes als die allumfassende und bedingungslose Liebe, die sich in jedem von uns ausdrückt.“

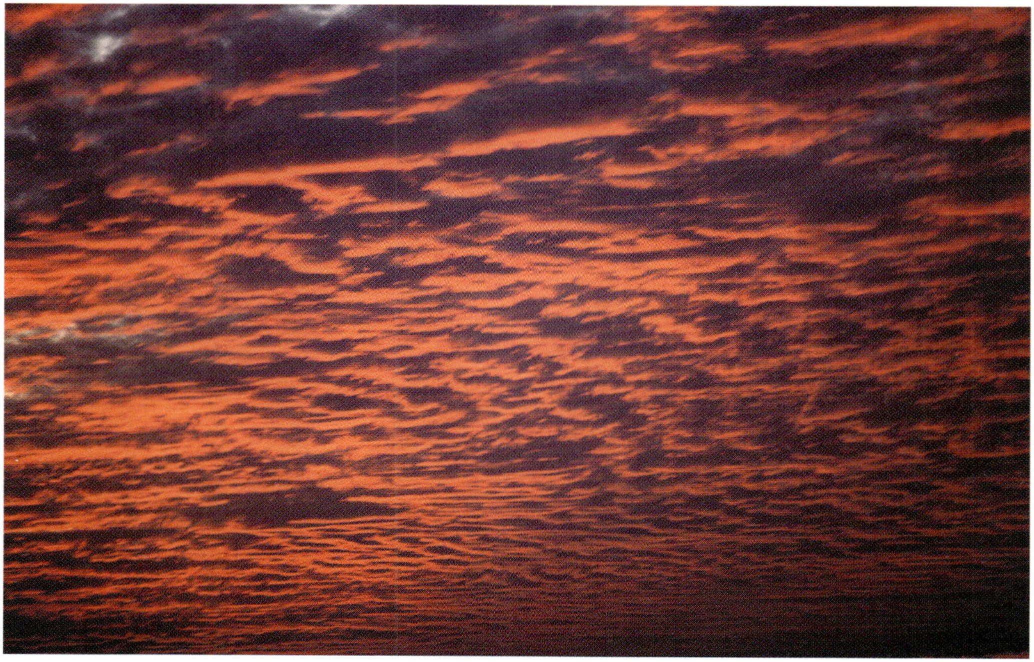

Die Wirkungen des Heilfastens

Fasten wirkt als ganzheitliche Methode auf Geist, Seele – und Körper. In diesem Kapitel erfahren Sie, welche Vorgänge beim Fasten im Körper ablaufen und wie die „Entschlackung" funktioniert. Bei einer Vielzahl von Erkrankungen kann Fasten zu einer Heilung oder wieder zu einer deutliche Verbesserung der Gesundheit verhelfen.

Fasten ist daneben auch ein wunderbarer Weg, sich diese Gesundheit sowie Spannkraft und Vitalität bis ins hohe Alter zu erhalten – und dazu jede Menge Lebensfreude!

Physiologische Grundlagen der „Ernährung von innen“

Evolution und Ernährung

Ich möchte einige Worte zur heutigen Ernährungssituation vorausschicken. Erst seit ca. 50 Jahren leben wir in der „Ess-Fülle“ (= Völlerei) – für die Evolution der Menschheit noch nicht einmal der Bruchteil einer Sekunde. Unsere „Steinzeit-Biosysteme“ aber sind immer noch (und werden es auch für immer bleiben) ganz die gleichen wie in grauer Menschheitsvorgeschichte. Die einstmals unser Überleben sichernden feinst abgestuften Stoffwechselsysteme und Enzyme funktionieren nach wie vor in gleicher Weise: Sie legen unter allen (Lebens)Umständen Vorräte für Notzeiten an – und dabei spielt es keine Rolle, wie viel wir essen. Da wir aber keine Notzeiten mehr erleben und ständig zuviel essen bekommen wir die Quittung in Form von ernährungsabhängigen Krankheiten (wie z. B. Adipositas, Diabetes, Apoplex, Infarkt), hervorgerufen durch in uns einprogrammierte Speicherungsvorgänge in den Fettzellen. Die Folgen kosten uns die Gesundheit und manchmal viel zu früh auch das Leben.

Wir essen heutzutage nur noch aus so genanntem Appetit (der kein wirklicher Hunger ist!), aus Lust, aus Langeweile, aus Frust usw. über den eigentlich nur zur Deckung des Energiebedarfs programmierten echten Hunger hinaus. Und das ist in der Summe viel mehr, als unser Biosystem Körper tatsächlich benötigt. So wandeln wir das Zuviel kontinuierlich in gefährliches Körperfett um, ohne auch nur im geringsten die lebensgefährlichen Folgen zu bedenken, denn die Vorstufen zu unumkehrbaren Gesundheitsschäden (Übergewicht, Bluthochdruck) tun ja noch nicht weh. Wir altern rascher.

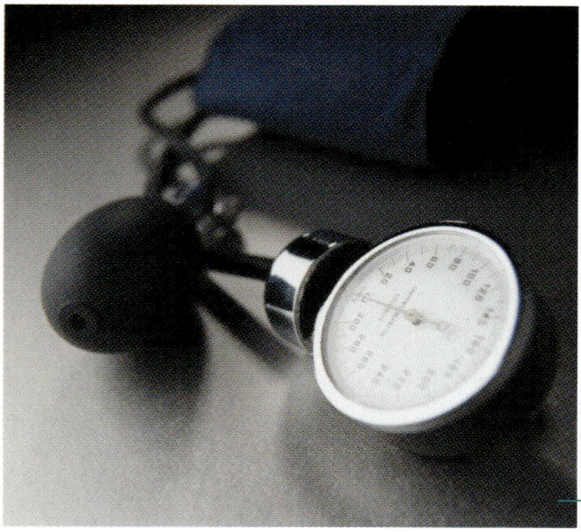

Bluthochdruck, Übergewicht, Diabetes – Folgen der Überernährung.

Wie der Körper Energie speichert

Der Mensch ist in seiner gesamten Entwicklungsgeschichte darauf eingestellt gewesen, auch längere Zeit ohne Nahrungsaufnahme zu leben. Dabei waren oft unfreiwillige Nahrungspausen zu überstehen. So musste der menschliche Organismus Strategien entwickeln, um Reserven anzulegen und sie in Mangelzeiten zu nutzen. Dabei speichert der Organismus Energie überwiegend in Form von Körperfett, und hat daneben einen geringen Kohlenhydratspeicher in der Leber und der Muskulatur (Glykogen) sowie eine gewisse Menge an verfügbarem Eiweiß. In überwiegendem Maße werden jedoch Fettvorräte angelegt, weil dies wesentlich ökonomischer ist als in Form von Kohlenhydraten: Als Fett lassen sich 9 Kilokalorien pro Gramm Fettgewebe speichern, als Kohlenhydrat lediglich 4 Kilokalorien pro Gramm kohlenhydrathaltiges Gewebe. Zudem werden Kohlenhydrate immer gemeinsam mit Wasser eingelagert, sodass zur Energiespeicherung mittels Kohlenhydraten mehr als die vierfache Menge Kohlenhydrate wie Fett eingelagert werden müsste.

INFO

Heilfasten ist im Grunde nichts anderes als angewandte Physiologie – die Lehre von den normalen Lebensvorgängen im Körper.

Außerhalb des Fastens tragen Kohlenhydrate und Fette etwa zu gleichen Teilen zur Energieversorgung bei. Idealerweise wäre der Kohlenhydratanteil sogar fast doppelt so hoch wie der der Fette. Eiweiß spielt bei der Energiegewinnung dagegen nur eine untergeordnete Rolle.

Energiegewinnung im Fasten ist „Ernährung von innen“

Beim Fasten findet eine umfassende Stoffwechselumstellung statt. Bereits am Entlastungstag und am ersten Fastentag sind die Kohlenhydratvorräte (= Glykogenvorräte) der Leber weitgehend erschöpft. Während einer kurzen Übergangszeit werden nun neben Fett aus dem Fettgewebe schnell verfügbare Eiweiße aus dem Verdauungstrakt, der Leber und schließlich in geringem Maße auch aus der Muskulatur in Zucker umgebaut. Diese daraus gewonnene Glukose steht nun zur Energiegewinnung zur Verfügung. Sportliche Aktivitäten und mode-

INFO

Fett ist der „Hauptbrennstoff“ im Fasten.

rates und regelmäßiges Training sind dabei enorm wichtig zur Erhaltung der Muskulatur und der körperlichen Leistungsfähigkeit.

In der folgenden Zeit werden dann zunehmend Fette aus dem Fettgewebe zwecks Energiegewinnung abgebaut. Sie stellen von nun an den „Hauptbrennstoff" im Fasten dar. Aus den mobilisierten Fetten stellen Leber und Nieren zum Teil Säurekörper (= Ketonkörper) her, und besonders Nervenzellen (Gehirn, Rückenmark) lernen, diese Säurekörper zu verstoffwechseln. So kommt es zu einem wesentlichen Eiweiß-Sparmechanismus, da Nervenzellen nun weniger auf Glukose angewiesen sind. Auch dieser Eiweißsparmechanismus wird durch Bewegung und körperliches Training gefördert.

INFO

Fasten – nicht länger als 4 Wochen!

Es sind hauptsächlich Gemische aus Fetten und etwas Eiweiß (95% Fett zu 5% Eiweiß), die über Tage bis Wochen zur Energiegewinnung im Fasten herangezogen werden. Niemals jedoch dauert methodisch korrektes Fasten länger als maximal vier Wochen. Selbst das „biblische" Fasten geht nicht über 40 Tage hinaus! Nach einem solchen Zeitraum und nach dem Verbrauch der Fettreserven kommt es wiederum zu einer Zunahme des Eiweißabbaus, wie das in den USA 1977 bis 1978 bei der „Last-Chance-Diet" oder sog. „Liquid-Protein-Diet" (nur Wasser und Kollagen-Hydrolysate pro Tag über 2 bis 8 Monate!!!) zu beobachten war. Solch ein unverantwortliches Vorgehen kann schwerwiegende Konsequenzen haben:

Gut zu wissen

Das Drama um die „Liquid-Protein-Diet"

Über Drugstores in den USA wurde 1976/77 ein Präparat aus billigem Bindegewebseiweiß angeboten (seit damals nicht mehr im Handel), das begleitend bei einer Gewichtsreduktion eingenommen werden sollte. Dies geschah ohne jede Art von fachlicher Beratung oder Information. Die Abnehmwilligen wurden allein gelassen. Es gab keine fachlich kompetente Betreuung, keine Eingangsuntersuchung durch Ärzte, keinen Hinweis darauf, wie wichtig eine hohe Flüssigkeitszufuhr ist, keine Darmreinigung und kein Bewegungsprogramm, und so kam es bei einigen Teilnehmern z. B. zu teilweise tödliche Herzmuskelschäden!

Erschrocken bin ich darüber, dass dieses Geschehen mit dem naturheilkundlichen Fasten in Verbindung gebracht wird! Beides hat nichts miteinander zu tun!

Ganz anders dagegen das Heilfasten:

- Die ärztliche Eingangsuntersuchung mit Labor/EKG und Verlaufskontrollen ist Pflicht.
- Die Heilfastenmethode wird nur durch naturheilkundlich tätige ÄrztInnen und Fachpersonal durchgeführt und überwacht.

Hinzu kommen

- die niedrig dosierte Verabreichung von Kalorien,
- die begrenzte Dauer,
- Substitution von Mineralien, d.h. Versorgung mit allen wichtigen Stoffen.

INFO

Man kann Heilfasten auch als eine kontrolliert durchgeführte „niederkalorische Trinkdiät“ bezeichnen.

In der Aufbauphase nach dem Heilfasten findet wiederum eine Stoffwechselumstellung statt: Es kommt zu einem Neuaufbau von Eiweißbausteinen und Eiweißkörpern. Als Folge des jetzt wieder lebhaften Glykogen- und Eiweißaufbaus und der damit normalerweise einhergehenden Wasserbindung steigt das Gewicht nur leicht an. Es ist durchaus mit ein oder zwei Kilogramm plus in der mehrtägigen Aufbauphase zu rechnen. Dies ist dann aber noch keine echte Zunahme an Fettgewebe, sondern eher Darminhalt.

Abgebautes Fettgewebe wird nicht in dem früheren Maße wieder aufgebaut – vorausgesetzt, dass das Essverhalten sich nachhaltig verändert und täglich eine regelmäßige Form der Bewegung ausgeübt wird.

Zusammenfassend kann festgestellt werden, dass der Organismus mit seinen Energiespeichern außerordentlich ökonomisch umgeht und diese differenziert abbaut – ganz im Sinne einer Schonung lebenserhaltender Strukturen und Reserven!

INFO

Ein mäßiger Eiweißverlust während des Fastens ist keineswegs bedrohlich, sondern logisch und physiologisch!

Fragen zum Heilfasten

- **Warum ist Bewegung beim Fasten so wichtig?**

Der Einfluss des Bewegungsprogramms hat im Fasten einen hohen Stellenwert. Durch Körpertraining werden der Fettabbau und die Fettverwertung intensiviert, Eiweißstrukturen werden geschont. Außerdem wird das Herz-Kreislauf-System stabilisiert, ausgeprägte

Trainingseffekte im Fasten wurden wissenschaftlich dokumentiert. Nie habe seit 1988 (und mein Vater auch nicht in 50 Jahren) beim Heilfasten eine Einschränkung der körperlichen Leistungsfähigkeit erlebt. Und: Wer sich nicht bewegt und seine Muskulatur nicht trainiert, baut Muskulatur ab – ob er nun fastet oder nicht!

Was sind „Schlacken"?

INFO

„Entschlackung" meint auch das subjektive Gefühl der Befreiung und der zunehmenden Klarheit, eine positivere Stimmmungslage, reinere Haut, freiere Atmung und eine Besserung der vorherigen Beschwerden.

Mit von Medizinern und anderen Wissenschaftlern nur ungern gebrauchten und milde belächelten Begriffen wie „Schlacken" und „Entschlackung" können wir dem Nichtfachmann (dem medizinischen Laien) bildlich komplizierte Vorgänge erklären. Hier geht es z. B. um den Abbau von „Defektenzymen" und überalterten Enzymen, von Abbaustoffen aus überreichlicher Fleischernährung, von Ablagerungen in den Gefäßwänden, von aus allergischen Reaktionen stammenden Substanzen, von aus bakterieller Zersetzung unverdauter Nahrungsbestandteile im Darm stammenden Produkten, von zu viel Harnsäure, belastenden Stoffen aus der Umwelt usw. Die sozusagen „gereinigten" Körpergewebe sind durch die Entschlackung nun aktiver, der Mensch damit gesünder.

Gut zu wissen

Harnsäureanstieg beim Fasten

Der Harnsäureanstieg im Fasten macht in manchen Fällen die vorbeugende Einnahme eines harnsäuresenkenden Mittels notwendig.

Warum muss beim Fasten so viel getrunken werden?

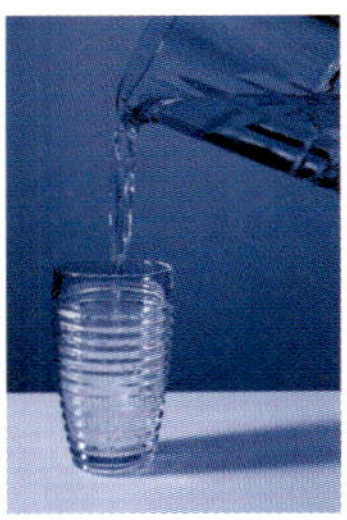

Der Grund für die hohe Trinkmenge liegt darin, dass die Nieren die Hauptlast der Ausscheidung von wasserlöslichen Substanzen (u. a. Ketonkörper, Ammoniak, Harnsäure) tragen müssen. Nieren können nur entgiften, wenn sie durch hohe Flüssigkeitszufuhr „am Laufen" gehalten werden.

Außerdem bewirkt Fasten eine Entleerung der Kochsalzdepots. Dies führt zu einer gesteigerten Entwässerung und damit in der Folge auch zu einem – oft nötigen – Absinken bzw. einer Normalisierung des Blutdrucks. Auch das ein Grund für eine hohe Flüssigkeitszufuhr.

Heilfasten – bei welchen Krankheiten hilft es?

„Für den Kranken ist das Wenigste das Beste“
(Hippokrates)

Es gibt unzählige Krankheitsbilder, auf die das Heilfasten eine heilende und entlastende Wirkung hat. Es kann hier nur eine Auswahl der wichtigsten Anzeigen genannt werden. Als klassische Indikation ist das Gelenkrheuma zu bezeichnen, da Otto Buchinger 1919 sich von dieser Erkrankung durch Fasten heilen konnte.

Rheuma-Erkrankungen

Heilfasten kann bei Rheuma-Erkrankungen sehr hilfreich sein – im Frühstadium, nach ausführlicher schulmedizinischer Diagnostik, und vor z. B. Kortison / MTX. Aber: nur nach Rücksprache mit dem behandelnden Internisten / Rheumatologen sowie einem Arzt mit großer Fastenerfahrung!!

INFO

Fasten bei Rheuma nur nach Rücksprache mit dem Arzt!

Naturheilkundliches Fasten ist jedoch nicht mehr anzuraten bei rheumatoider Arthritis in fortgeschrittenen Stadien ab „Steinbroker III“, da in diesem Krankheitsstadium die Gelenkveränderungen bereits zu weit fortgeschritten sind und die / der Erkrankte meistens keine körperlichen Reserven mehr hat und untergewichtig ist.

Gut zu wissen

Wirkungen des Fastens bei Rheuma

Durch Fasten wird der Blutspiegel einer bestimmten Säure (Arachidonsäure) abgesenkt, die die Schmerzentstehung in den Gelenken maßgeblich mit unterhält. Es kommt in der Folge zu einer Schmerzlinderung.
Gleichzeitig wird die Bildung einer weiteren Substanz (Prostaglandin) vermindert, die zusammen mit der Arachidonsäure sowohl die Entzündungsvorgänge als auch die Schmerzentstehung beeinflusst.

Rheumatiker verbleiben heutzutage meist von Beginn an in schulmedizinischer Behandlung (in rheumatologischen Schwerpunktzentren). Sie fasten nur noch selten im ersten Schub – was schulmedizinisch gesehen auch völlig korrekt ist. Ich möchte aber anmerken, dass ein methodisch korrektes naturheilkundliches Heilfasten gleich im Zeitraum des ersten Rheumaschubes zu einer lang anhaltenden Remission (für den Laien wie eine „Heilung") führen kann.

Metabolisches Syndrom/ Diabetes mellitus Typ 2

INFO

Heilfasten ist ideal, um die Lebensbedrohung durch das metabolische Syndrom oder den „Alterszucker" abzuwenden.

Das metabolische Syndrom sowie der Diabetes mellitus Typ 2 (= Alterszucker) haben als gemeinsames Merkmal einen erhöhten Insulinspiegel mit der Folge einer peripheren (in den Geweben) Unempfindlichkeit gegen das im eigenen Körper gebildete Insulin. Die Folge ist eine schwere Störung des Kohlenhydratstoffwechsels, was manchmal lebensgefährliche Ergebnisse nach sich ziehen kann.

Betroffen sind in der Regel Menschen, die Diabetiker in der Familie und/oder einen krank machenden Lebensstil haben (Bewegungsmangel, Rauchen, zu viel fettes Essen und Alkohol usw.).

Heilfasten wirkt hier durch sein Gesamtkonzept:

- Ernährungsberatungen und Schulungen,
- Schulung zur Selbstbefähigung,
- gesundes Essen als Selbsterfahrung,
- Heranführen des Körpers an regelmäßige Bewegung,
- Erlernen des Umgangs mit Stressfaktoren,
- Erstellung eines individuellen Gesundheitskonzepts.
- Das Aufgeben des Rauchens ist unbedingte Voraussetzung!

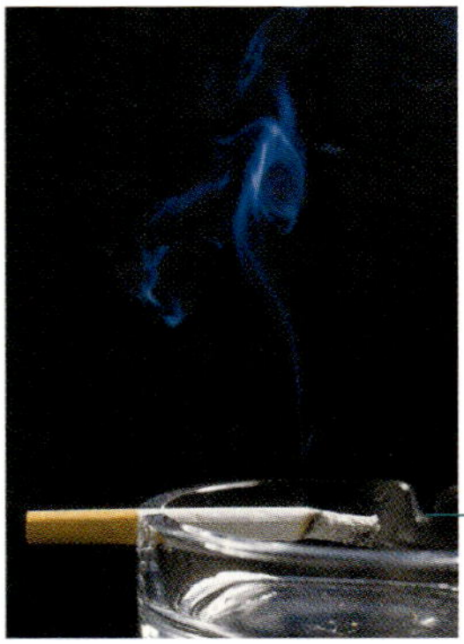

Um den Diabetes in den Griff zu bekommen, müssen Sie das Rauchen aufgeben!

Gut zu wissen

Wirkungen des Heilfastens bei Diabetes mellitus Typ 2 bzw. metabolischem Syndrom

1. Durch die Gewichtsreduktion kommt es zu einer Normalisierung der körpereigenen Insulinproduktion. Folge: Die Insulinwirkorte in Leber, Muskulatur, Fettzellen reagieren nun wieder in normaler Weise auf das körpereigene Insulin, indem der Zucker wieder seiner Verwertung zugeführt wird und der Blutzuckerspiegel in normale Bereiche reguliert wird.
2. Durch die Verminderung und Normalisierung der Insulinproduktion gehen auch die durch den hohen Insulinspiegel verursachten Nebenwirkungen des vorher stark erhöhten Insulinspiegels zurück, wie „Fettzellmast" mit Übergewicht, Blutdruckerhöhung, Stoffwechselentgleisungen mit erhöhtem Blutzucker, sowie die Fettstoffwechselstörungen.
3. Durch die Normalisierung der Stoffwechselvorgänge wird bei fortgesetzter gesunder Lebensweise auch ein ganz starker Impuls zum Abbau von Ablagerungen in den Gefäßen gesetzt: Der absinkende Insulinspiegel mindert die gefäßschädigende Insulinwirkung.
4. Durch die Vermittlung eines Ernährungskonzeptes ergibt sich auch im alltäglichen Leben eine neue Sicherheit in der Auswahl der Nahrungsmittel (siehe Abschnitt Verhalten nach dem Fasten).
5. Vertrauen in die körperlichen Möglichkeiten hinsichtlich regelmäßiger Bewegung.

Verdauungsorgane

- Funktionelle Störungen, z. B. „nervöser Darm" (oder Magen)
  Normalisierung der Darmfunktion durch Umstellung in Richtung Schonung, positive Wirkung bei Darmentzündungen, die sich gerade nicht im akut entzündlichen Zustand befinden. Entzündungshemmende Wirkung, Umstellung der Lebensweise und positives Denken.
- Chronische Darmverstopfung (Obstipation)
  Normalisierung der Stuhlentleerung.

- „Fettleber“, häufig durch zu fettes Essen und/oder durch zu viel Alkohol verursacht
  Abbau des abgelagerten Fettes, Normalisierung vorher erhöhter Leberwerte, bei Hepatitis (Leberentzündung) entzündungshemmende heilende Wirkung.
- Gallenblasenleiden (z. B. „Verkrampfungen“)
  Normalisierung der Bewegungen der muskulären Wände der Gallenwege und der Gallenblase durch Darmreinigung, „glättende“ Fastenwirkung.
- Chronisch-entzündliche Darmerkrankungen

Herz und Gefäße

- Bluthochdruck
  Normalisierung der den Blutdruck regulierenden Hormone und damit der Gefäßweite, Blutdrucknormalisierung.
- Beginnende Gefäßveränderungen (Atheromatose, „Gefäßverkalkung“) mit evtl. leichtgradigen Durchblutungsstörungen
  Beginn eines Abbaus der Ablagerungen in den Gefäßwänden durch tief greifende, nachhaltige Blutfettnormalisierung, gefolgt von „positiver Lebensstiländerung“ (d. h. langfristige Wirkung).
- Leichtgradige Herzkranzgefäßerkrankung (noch keine Interventionsnotwendigkeit)
  Beginn des Abbaus von Ablagerungen (wie unter Atheromatose).
- Venenprobleme („Krampfadern“)
  Kräftigung der muskulären Wand der Venen durch Entlastung und Erholung der elastischen Anteile der Venenwände (Verjüngungseffekt auf die Blutgefäße).

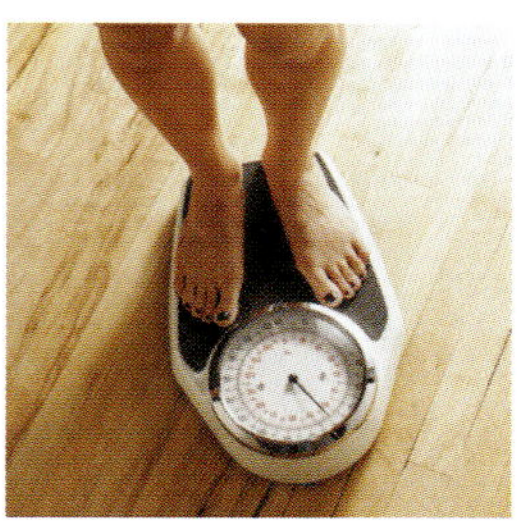

Stoffwechsel

- Fettstoffwechselstörungen (Triglyzeride/Cholesterol), entweder einzeln oder kombiniert
  Normalisierung aller Blutfettwerte.
- Überernährung/Übergewicht
  Minderung des Risikos für schwere Erkrankung.

- Zuckerstoffwechselstörungen (metabolisches Syndrom / Diabetes mellitus Typ 2), oder Kombinationen der beiden letzten mit Übergewicht und Überernährung
  Normalisierung des zugrunde liegenden erhöhten Insulinspiegels mit Normalisierung aller damit im Zusammenhang stehenden Laborwerte.

Gelenke / Bandapparat

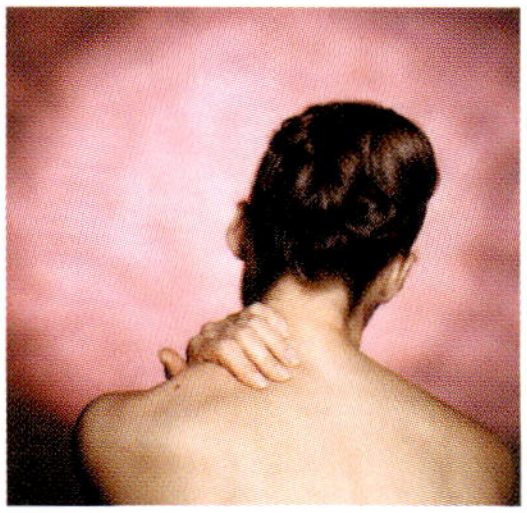

- „Echtes Gelenkrheuma“ wie chronische Polyarthritis, verschiedene andere Rheumaformen mit entzündlicher Ursache:
  Antientzündliche Wirkung, Erzielung einer „Remission“.
- Schmerzsyndrome bei Beschwerden des Stütz- und Bewegungsapparates wie z. B. Wirbelsäulen-Problemen
  Durch Entlastung der tragenden Strukturen (Knochen, Gelenke, Bänder) kommt es zu einer verbesserten Ernährung der gelenkbildenden Gewebe.
- Verschleißarthrosen = degenerative Gelenkerkrankungen
  Verbesserung der Zusammensetzung der „Gelenkschmiere“ und deren pH-Wert durch Fasten, Entlastung und Entquellung mit verbesserter Durchblutung der umgebenden Gewebestrukturen.
- „Fibromyalgie“
  Durch ganzheitlichen Ansatz Einbeziehung auch der psychosomatischen Komponente.

Haut und Schleimhäute

- Neurodermitis
  Beruhigung des entzündlichen Prozesses, Rückgang von Hautschuppung und Juckreiz. Muss gefolgt sein von Ernährungsumstellung; Fastenwirkung von Fall zu Fall verschieden.
- Nahrungsmittelallergie
  Herabsetzung der Hyperreagibilität des Immunsystems durch Allergenkarenz .

- Schuppenflechte (Psoriasis)
  Distanzierung von der Alltagsproblematik durch Fasten; Veränderung des Umganges mit den zugrunde liegenden Problemen.
- Wiederholte Infektionen bei Abwehrschwäche, chronische Nasennebenhöhlenentzündungen
  Qualitative Verbesserung des Immunsystems und somit der Abwehr – hier spielt das vorbeugende „Roedern" mit hinein.
- Asthma bronchiale
  Minderung der entzündlichen Aktivität, abschwellende Wirkung auf die Bronchialschleimhaut sowie Rückgang der Schleimbildung, Minderung der Aktivität des autonomen Nervensystems mit Erweiterung der Bronchien, Abstand von der gewohnten Umgebung.
- Akne

Weitere Heilfastenwirkungen

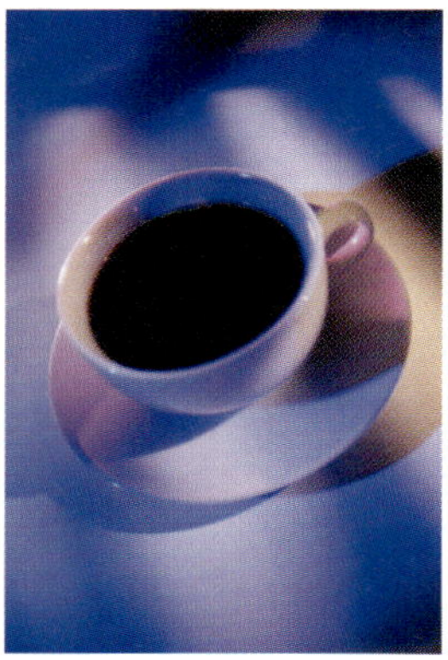

Heilfasten kann bei einer Entwöhnung helfen, z. B. von Koffein.

- Fasten vor bestimmten Operationen
  Beispielsweise als Vorbereitung auf bestimmte operative Eingriffe, Minderung eines OP-Risikos durch Abbau von Risikofaktoren.
- Augeninnendrucksenkung bei Glaukom
  Durch Entwässerung kommt es zu einer Senkung des Augeninnendrucks, z. B. bei „Glaukoma simplex".
- Unterstützung einer Entwöhnungsbehandlung
  Die häufigste ist die Koffeinabhängigkeit (bei Kaffeetrinkern und mehr als 4 Tassen Kaffee/Tag) mit Koffein-Entzugskopfschmerz; Heilfasten ist eine echte Chance, vom Rauchen loszukommen; bei regelmäßigem zu hohen Alkoholkonsum (nicht bei echtem Alkoholismus).
- Menopausal-Syndrom bei Frauen
  Ausgleichende Wirkung durch Normalisierung des Essverhaltens und Gewichtsentlastung, verbunden mit „seelischer Aufhellung".
- Migräne
  Distanz vom Alltag, Stille, Entspannungsübungen, Ernährungsumstellung.

- Harnsäureerhöhung, Gicht
  Harnsäure steigt im Fasten an, denn der fastende Organismus löst die Harnsäuredepots in den Geweben auf; hierzu trägt besonders der anfänglich einsetzende Eiweißabbau bei; mit harnsäuresenkenden Mitteln gegenzusteuern ist meist nötig. Fasten und Beratungen, denn Ernährungs- und Lebensstiländerungen im häuslichen und privaten Umfeld müssen folgen.
- Leichtgradige Depression
  Positiv stimulierende Wirkung (Stimmungsaufhellung mit Langzeitwirkung).

Heilfasten zur Vorbeugung vor Krankheiten

Heilfasten ist hervorragend zur Prävention geeignet, ganz besonders bei vorhandenen Risikofaktoren und noch nicht feststellbarer Erkrankung – die Motivation zur „Lebensstiländerung" vorausgesetzt:

- Durch Verzicht auf Nikotin und Alkohol; bei unkomplizierter Ess-Störung, bei Bewegungsmangel, bei labilem Bluthochdruck; zur Normalisierung erhöhter Blutfettwerte, Leberwerte; bei Störungen des Zuckerstoffwechsels.
- Raucherentwöhnung
- Im Rahmen von Nachsorge- und Reha-Maßnahmen
- Zur Stressbewältigung
- Bei familiärer Vorbelastung durch Risikofaktoren; zur Vorbeugung von so genannten Alterskrankheiten. Heilfasten „bremst" Alterungsprozesse.

Heilfasten und seine Grenzen – wann sollte nicht gefastet werden

Im Folgenden finden Sie die wichtigsten Gegenanzeigen:

- Bettlägerigkeit, Pflegebedürftigkeit, körperliche und geistige Immobilität
- Auszehrende Erkrankungen verschiedener Ursache (z.B. durch Krebserkrankungen)

- Magersucht; extremes Untergewicht; bei Bulimie sollte ebenfalls Zurückhaltung herrschen.
- Seelische Labilität, psychische Instabilität
- Schwere Depressionen
- Psychosen („Wahn", Schizophrenie)
- Rasch fortschreitende Herzkranzgefäßerkrankungen mit instabiler Angina Pectoris auch unter stabilisierender Mehrfachmedikation, evtl. Operationsnotwendigkeit
- Kortisontherapie (ab einer bestimmten Dosis)
- Schwangerschaft und Stillperiode
- Diabetes mellitus Typ 1
- Niereninsuffizienz/Dialyse
- Netzhautablösung

Heilfasten und Alter

Senioren

Senioren, die wesentlich jünger aussehen als das zahlenmäßige Alter vorgibt und die zudem auch keine schweren Organschäden haben und sich noch gut bewegen können, dürfen fasten! Zudem ist das naturheilkundliche Fasten eine wunderbare Anti-Aging-Maßnahme, weil es Alterungsprozesse aufhält!

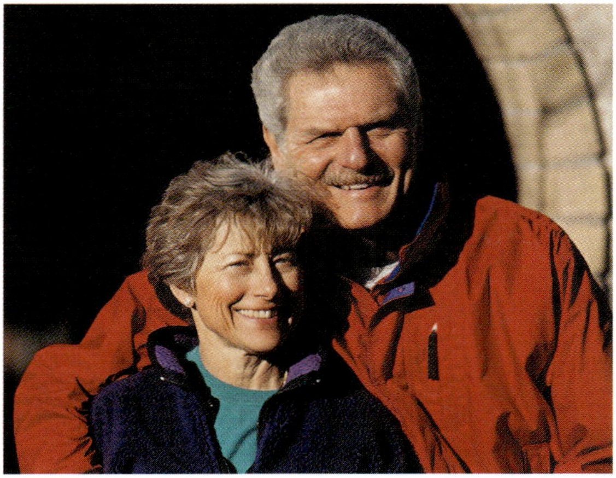

Dennoch setzt auch hier das zahlenmäßige Alter – abgesehen vom Gesundheitszustand – ab 70 Jahre Grenzen beim außerklinischen Fasten, im stationären Bereich können es 75 Jahre sein.

Für Senioren, die für das jeweilige Alter auffällig vorgealtert sind und dazu noch schwerwiegendere Organschäden aufweisen, ist kein Fasten oder Heilfasten möglich!

Jugendliche

Jugendliche, die altersgemäß entwickelt sind, können frühestens ab dem 16./17. Lebensjahr erstmals fasten. In jedem Fall sollte die Fastenfrage mit einem kompetenten Arzt abgeklärt werden.

Jugendliche, die in der Reifung zurückgeblieben sind, dürfen weder heilfasten noch fasten!

Kinder

Kinder dürfen weder heilfasten noch fasten!

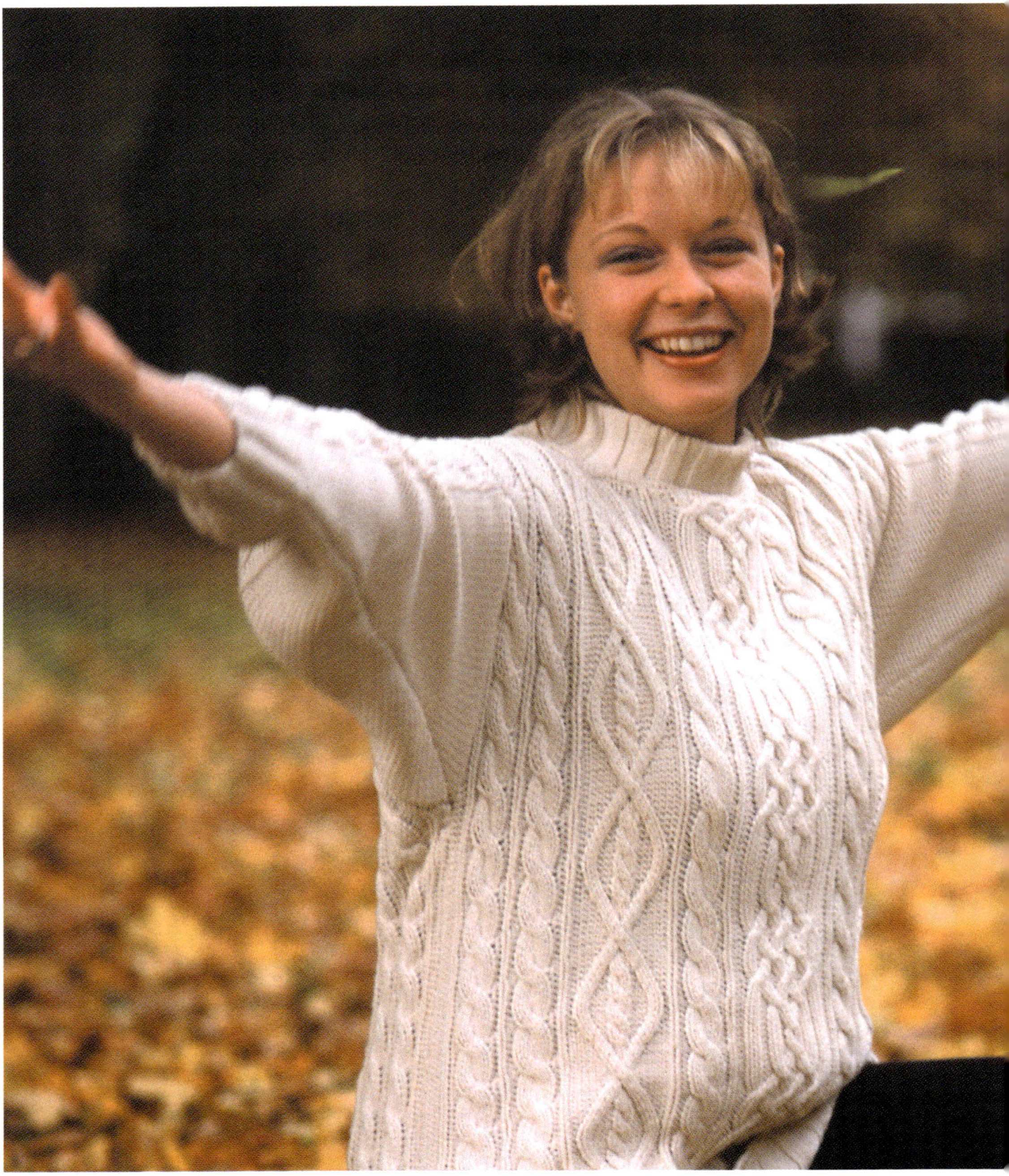

Die Durchführung einer stationären Fastenkur

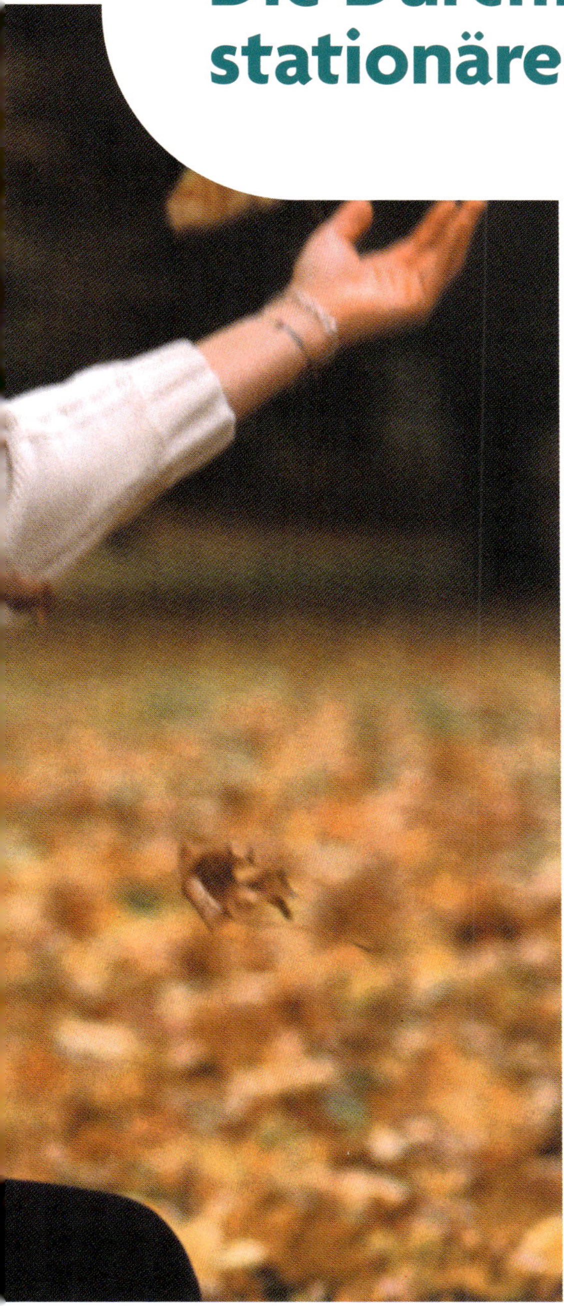

Voraussetzung für jedes Fasten – ob in einer Klinik oder daheim – ist das Prinzip der Freiwilligkeit sowie dass man sich mit dem Thema durch Literatur und / oder Gespräche befasst hat. Fasten heißt, Zeit für Ruhe, Stille, Entspannung, Besinnung zu haben. Fasten ist die Zeit für gute Literatur, für Musik, Wanderungen in der Natur; Zeit, Ungelebtes zu entdecken, sich selbst wieder zu finden, äußere Zwänge abzulegen.
Gleichzeitig ist es die Chance, den eigenen Körper wieder zu entdecken sowie das Vertrauen in die eigenen körperlichen Fähigkeiten zurückzugewinnen.
Und: Fasten stärkt die Verantwortung für die eigene Gesundheit!

Die Vorbereitungsphase

Gut zu wissen

Vorbereitung auf das Fasten

Informationen sammeln

- Lesen Sie gute Literatur über das Fasten, erkundigen Sie sich bei Fastenerfahrenen über den Ablauf der Kur (s. Kap. 12).
- Sprechen Sie mit einer/einem fastenerfahrenen oder für das Fasten aufgeschlossenen und naturheilkundlich tätigen Ärztin/Arzt, die/der Sie dann auch berät.

Bereit sein für Veränderungen

- Treffen Sie die Entscheidung zum Fasten ganz bewusst. Machen Sie sich dabei klar, dass man häufig aus einem krank machenden „Zu viel" kommt, nämlich dem Zu-viel-(und falsch-)Essen, Zu-viel-Sitzen, Zu-viel-Trinken (Alkohol), Zu-viel-negativem-Stress usw.
- Machen Sie sich bewusst, dass durch den gewollten Verzicht am Ende des Fastens ein Gewinn da ist.
- Halten Sie einen genügend langen Zeitraum terminfrei – mindestens 14 Tage!
- Versuchen Sie, loszulassen, sich für eine begrenzte Zeit vom gewohnten Lebensablauf zu verabschieden, aber auch veränderungsbereit zu sein hinsichtlich evtl. notwendiger zukünftiger Änderungen des Lebensstiles.
- Versuchen Sie, seelische Lasten abzuwerfen, Hektik abzubauen, Spannung loszulassen.

Was Sie im Gepäck haben sollten

- Achten Sie darauf, keine Genussgifte wie Zigaretten und Alkohol mitzunehmen; auch Süßigkeiten gehören nicht ins Gepäck!
- Packen Sie Sportbekleidung sowie wetterfeste Kleidung und Schuhe ein.
- Nehmen Sie sinnvolle Literatur mit: Belletristik, Poesie, Sachbücher, Philosophie, Religion.
- Legen Sie Musik-CDs + CD-Player mit Lieblingsmusik (Klassik, romantische und meditative Musik) bereit.
- Verzichten Sie möglichst auf das Fernsehen (auch wenn ein TV-Gerät im Zimmer steht).
- Besorgen Sie sich ein (Fasten-)Tagebuch, z. B. DIN A 5, und nehmen Sie sich vor, darin die täglichen wichtigen Ereignisse, Gedanken, Wünsche, Träume aufzuschreiben.
- Seien Sie neugierig auf das, was da auf Sie zukommt, und freuen Sie sich auf ein intensiveres Erleben!

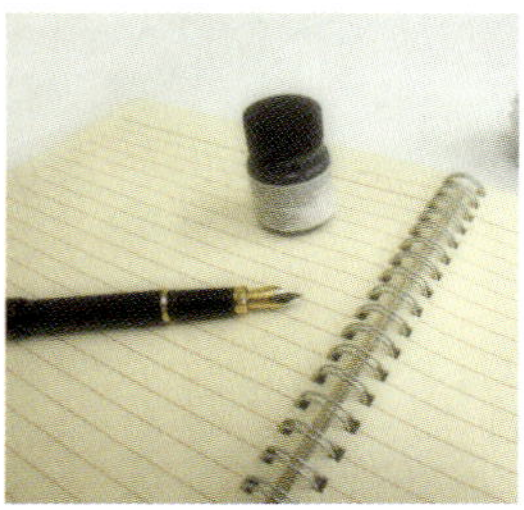

In einem Fastentagebuch können Sie Ihre Gedanken und Träume aufschreiben.

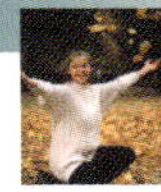

1. Tag: Anreisetag

Nach der Anreise, der Begrüßung und der Erledigung von Formalitäten durch die Rezeption bezieht der Besucher zunächst sein Zimmer und wird danach vom zuständigen Arzt untersucht. Nach genauer Anamneseerhebung („Krankengeschichte") findet die körperliche Untersuchung statt. Dann wird das Ausgangsgewicht von der Schwester festgestellt und notiert. Zur Eingangsuntersuchung gehört unbedingt die Überprüfung der Motivation des Patienten für die Kur.

Danach stellt der Arzt den Therapieplan auf. Dazu gehört die Planung einer ausführlichen Blutuntersuchung und eines EKG sowie die Entscheidung über Art und Umfang ergänzender Therapien. Ebenfalls im Therapieplan aufgenommen werden die Art und Einteilung des/der Vorbereitungstag(e)s, die vorgesehene Dauer der Kur, evtl. Modifikationen des Fastens sowie die Gestaltung der Aufbautage. Mitgebrachte Medikamente werden berücksichtigt.

Gut zu wissen

Fastengetränke

- Mineralwasser – mindestens ca. 2,5 Liter/Tag tagsüber trinken
- Mittags heiße Gemüsebrühe, ca. 1/4 Liter/Tag
- Kräutertees und leichter Schwarztee, jeweils mit etwas Naturhonig (insgesamt 1–2 Teelöffel) gesüßt, morgens und nachmittags
- Bei Magenempfindlichen wird das Fasten manchmal durch Gabe von Haferschleim (2 × 100 g/Tag) abgewandelt

Körperpflege im Fasten

Wegen der eventuell möglichen Ausdünstungen, die beim Fasten entstehen, empfiehlt sich tägliche Körperpflege mit milden Duschgels und einer rückfettenden Lotion mit 10% Harnstoff. Die Zähne sollten Sie 2-(bis 3-)mal täglich putzen. Verwenden Sie dafür eine gute Kunststoffborste, keine Naturborsten. Die Zahnbürste muss vor Verwendung trocken sein, dh. der Bürstenkopf muss immer im Glas nach oben stehen. Ein Mundwasser ist ebenfalls empfehlenswert.

INFO

Die korrekte Putztechnik ist wichtiger als das Zahncreme-Produkt – fragen Sie im Zweifelsfall ihren Zahnarzt.

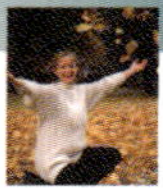

2. Tag („Abführtag“): 1. Fastentag

Am nächsten Morgen begrüßt die Stationsschwester die/den „Neue(n)“ mit einem hellen Schwarztee und Honig, der am Bett serviert wird. Gegen acht Uhr geht es zum Labor. Hier wird eine ausführliche Blutuntersuchung durchgeführt. Es folgt ein Ruhe-EKG. Diese Untersuchungen sollten am Beginn eines Fastens stehen, um evtl. „Hinderungsgründe“ für ein Fasten festzustellen und auszuräumen. Im Verlaufe des Aufenthaltes sind Kontrolluntersuchungen bei auffallenden Befunden denkbar.

Danach vereinbaren die Patienten die Termine für verordnete Anwendungen in der Badeabteilung, z. B. für Bewegungstherapien und Gymnastik. Zudem werden sie durch den täglich aktualisierten Veranstaltungsplan über weitere in der Klinik stattfindende Aktivitäten informiert: Wanderungen, Yoga, Qigong, Vorträge (umfangreicher Themenkreis), „Küchenvortrag“ (Theorie), Kochpraktikum, Konzert usw.

Die sportlichen Aktivitäten sollten in den ersten drei Fastentagen sehr moderat ausfallen, am besten ist zunächst leichte Gymnastik. Danach sollte die Aktivität langsam gesteigert werden. Je nach den zugrunde liegenden Beschwerden werden auch Massagen verordnet. Der Beginn der Anwendungen und der sportlichen Betätigung liegt am günstigsten nach Abschluss des Abführtages.

INFO

Der behandelnde Arzt entscheidet, welche Art von Abführmethode für den Patienten verträglich ist.

Die gründliche Reinigung des Dickdarmes ist eine wichtige Voraussetzung für ein gutes Gelingen des Fastens. Besonders bei Menschen mit trägem Stuhlgang oder chronischer Verstopfung, aber auch im Normalfall ist es wichtig, die „Buchten“ des Dickdarms vollständig zu entleeren. Die Darmreinigung wird durch viel körperliche Bewegung, gute Körperhaltung, Bauchatmung, evtl. Bauchmassage und Vermeiden von einengender Kleidung unterstützt.

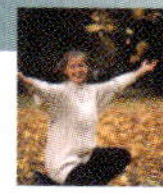

Gut zu wissen

Die Darmreinigung zu Beginn des Fastens

Zu Beginn des Fastens steht die Darmreinigung: Dazu wird ca. 0,5 g Glaubersalz pro Kilogramm Körpergewicht in $^{1}/_{2}$ bis $^{3}/_{4}$ Liter lauwarmem Wasser aufgelöst und mit ausgepresster Zitrone abgeschmeckt. Zur Geschmackskorrektur kann man nach jedem Schluck Glaubersalz einen Schluck Birnendicksaft trinken. Patienten, deren Magen empfindlich ist und/oder die für Kopfschmerzen anfällig sind, sollten nicht mehr als 30 g Glaubersalz nehmen. Die Wirkung des Glaubersalzes setzt bald ein und erstreckt sich über mindestens 3 Stunden. In dieser Zeit sollte man sich in der Nähe der Toilette aufhalten.

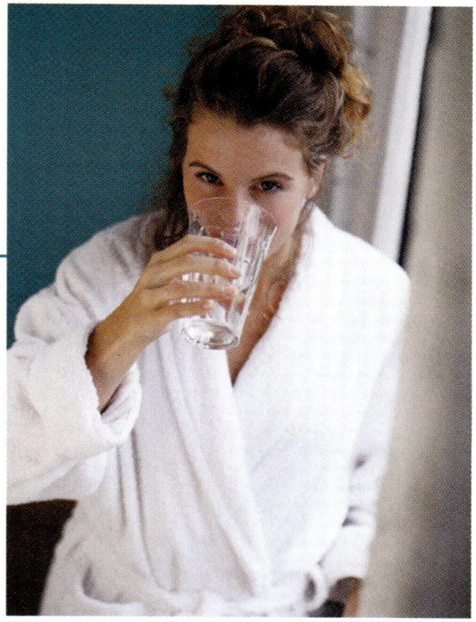

Alternativen zum Glaubersalz:

- F. X.-Passagesalz
- Sauerkrautsaft
- Kräutertees (z. B. Sennesblättertee, jedoch nur nach Rücksprache mit dem Arzt)
- ein Glas Wasser morgens auf nüchternen Magen
- rezeptpflichtige Fertigpräparate aus der Apotheke (nur nach Rücksprache mit dem Arzt).

Ab dem „Abführtag“ wird während der Fastenzeit mittags ein Leberwickel (3 × / Woche) im täglichen Wechsel mit einem Darmeinlauf (3 × / Woche) verabreicht: Im Fasten schaltet der Darm von Substanzaufnahme zu -ausscheidung um – Einläufe helfen, die in den Darm ausgeschiedenen so genannten Endprodukte des (Fasten-)Stoffwechsels (z. B. „Schlackenstoffe“) sowie die mit Ausscheidungsprodukten der Leber belastete Galle zu entsorgen. Zudem treten durch den Einlauf wesentlich seltener „Appetitgefühle“ und / oder Kopfschmerzen auf.

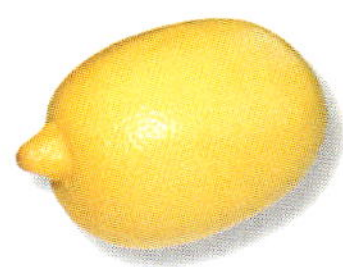

Einige Spritzer Zitrone helfen, den Glaubersalz-Trunk geschmacklich zu verbessern.

Die Einläufe sind kein Muss! Alternativen sind z. B. Sauerkrautsaft, Passagesalz usw. Man muss die unterschiedliche Disposition eines jeden Fastenden hinsichtlich der Darmeinläufe unbedingt berücksichtigen.

Alle folgenden Fastentage

Der 3. Tag in der Klinik (also der 2. Fastentag) sowie alle folgenden Tage unterscheiden sich nur hinsichtlich der Aktivitäten und der Anwendungen: Auf dem Programm stehen Bewegungstherapien, Sprechstunden, Vorträge, Entspannungsübungen, Qigong, Yoga, Wanderungen sowie gelegentliche Konzertabende. Ab jetzt kann die Intensität des Sports gesteigert werden! Ausdauersportarten in Absprache mit dem Arzt sind nun möglich.

Die behandelnden Ärzte in der Klinik setzen voraus, dass die Patienten von nun an an allen informativen Veranstaltungen rund um das Thema Gesundheit teilnehmen. Aktualisierte Tagesprogramme bekommt jeder Patient täglich in seinem Zimmer ausgehändigt.

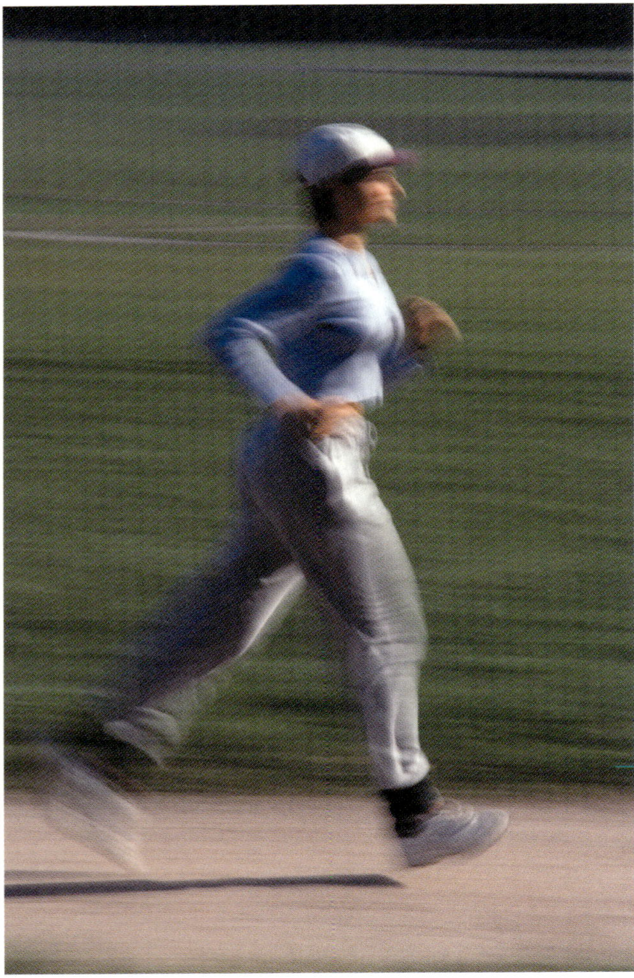

Ab dem 3. Tag dürfen Sie Sport treiben und die Intensität langsam steigern.

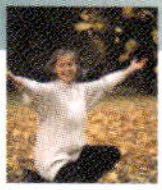

Der letzte Fastentag

Das Prinzip des Fastenbrechens und des Aufbaus

Gut zu wissen

Nach dem Fasten wird der Körper stufenweise an die Wiederaufnahme und Verstoffwechselung von Nahrungsmitteln herangeführt.
Werden beim Fastenbrechen Fehler gemacht, wird die große Chance einer nachhaltigen positiven Veränderung vertan! Spätestens jetzt sollte man bereit sein, die alten krank machenden Verhaltensweisen wie z. B. falsche Ernährung, Rauchen, übermäßigen Alkoholgebrauch, Bewegungsmangel sowie negatives Denken abzulegen und gegen gesunde Verhaltensweisen einzutauschen.

Das Fastenbrechen

Vormittags und am frühen Nachmittag wird jeweils ein Apfel gegessen. Jeder Apfel (möglichst aus kontrolliert ökologischem Anbau) sollte in Spalten geschnitten werden und mit Schale und Kerngehäuse insgesamt 1/2 Stunde pro Apfel gut gekaut werden! Die Atmosphäre sollte dabei eher meditativ in der Stille geschehen – man kann z. B. darüber nachdenken, welche wunderbaren wertgebenden Inhaltsstoffe dieser Apfel hat.

Am Abend des Fastenbrechtages wird eine speziell zubereitete Kartoffel-Gemüsesuppe serviert. Zutaten: Karotten, Sellerie, Kohlrabi, Zucchini (diese Gemüse gehackt), Pellkartoffeln, Gemüsebrühe, etwas gehackte Kräuter, Gewürze (Meersalz, Muskat, etwas Zwiebel), eine Spur Butter.

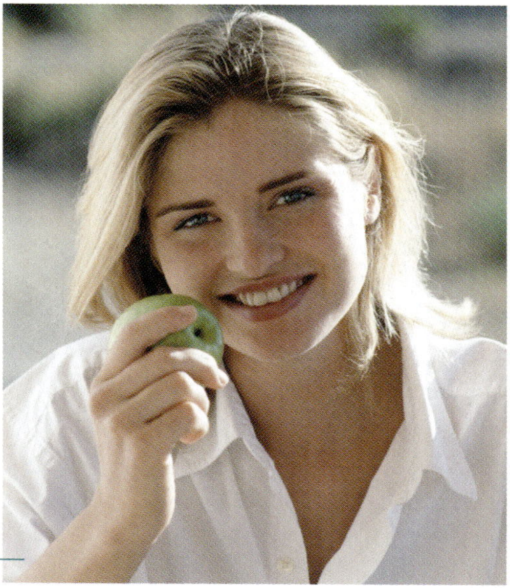

Ein Apfel ist das erste Essen nach dem Fasten – genießen Sie ihn.

Aufbautage (= Nachfastentage)

Das Prinzip des Aufbaus besteht darin, die Nahrungs- und Kalorienmenge langsam zu erhöhen, und zwar anfangs überwiegend mit kohlenhydratreichen Lebensmitteln. Die fett- und eiweißhaltigen Nahrungsmittel werden im Vergleich dazu nur langsam gesteigert.

Wichtig ist das pünktliche Einhalten der Mahlzeiten: Frühstück von 8 bis 9 Uhr, Mittagessen von 12 bis 13 Uhr, Abendessen von 18 Uhr bis 19 Uhr. Der Körper braucht zum Übergang die Regelmäßigkeit. Außerdem sollte man sich für den Alltag etwas von dieser Regelmäßigkeit bewahren.

Gut zu wissen

Regeln des Aufbaus

- Viel trinken
- Bewegung
- Entspannung; keine Hektik

Die Verdauung beginnt im Mund, daher

- bewusst und langsam essen
- gut kauen (15- bis 18-mal pro Bissen!)
- nichts zum Essen trinken

1. Aufbautag

INFO

Die Küche der Buchinger-Klinik verwendet nur Nahrungsmittel aus Ökobetrieben und aus dem eigenen Gartenanbau!

- Morgens, noch am Bett: Pflaumen (in der Nacht vorher eingeweicht) oder Feigen.
- Frühstück: Müsli.
- 1. Zwischenmahlzeit: drei Äpfel über den Tag verteilt.
- Mittagessen: Frischsalat, Karotten-Rohkost; Kartoffelpüree.
- 2. Zwischenmahlzeit: heller Schwarztee mit Milchzucker oder Honig, ein Knäckebrot mit etwas Honig.
- Abendessen: Frischobst (z. B. Apfel, Banane, Orange, Ananas, Mango); Hagebuttentee.

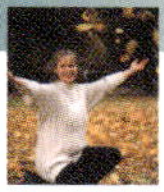

2. Aufbautag

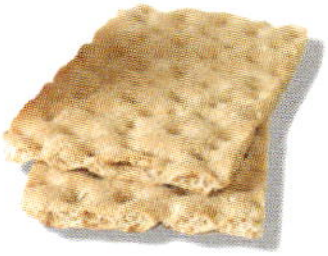

- Morgens, noch am Bett: Eingeweichte Pflaumen oder Feigen.
- Frühstück: Müsli, etwas Butter, Graham- oder Knäckebrot, Buttermilch oder Kefir oder Azidophilus-Milch. Drei Äpfel und etwa zwölf Haselnüsse über den Tag verteilt.
- Mittagessen: Salat, Karotten in Butter, Naturreis (brauner Reis) ohne Salz gekocht, 1 kleine Schale Fruchtquark als Nachspeise.
- Zwischenmahlzeit: Knäckebrot, wenig Butter, Tee mit Honig.
- Abendessen: Tomaten-, Kopf-, Radicchio-, Rukola-, Eisbergsalat (je nach Geschmack) in leichter Essig-Öl-Marinade; Hagebutten- oder Zitronenmelissetee.

3. Aufbautag

- Morgens (am Bett): eingeweichte Pflaumen.
- Frühstück: wenig Butter, Vollkornbrot aus eigener Erzeugung oder Knäckebrot, Marmelade aus einem Ökobetrieb; Buttermilch (oder wie oben); drei Äpfel, etwa zwölf Haselnüsse über den Tag verteilt essen, 1 kleine Portion Müsli.
- Mittagessen: große Rohkostplatte, 2 Pellkartoffeln, 5 g Butter, Dickmilch.
- Zwischenmahlzeit: Knäckebrot, wenig Butter, Tee mit Honig.
- Abendessen: Frischobst (nicht kühlschrankkalt), Natur-(Vollwert-)Hirseauflauf mit gedünsteter Tomate (oder Dillsauce) und Kräutern. Etwas Kräuterquark. Evtl. 1 Scheibe Vollkornbrot aus eigener Erzeugung, 10 g Butter und Camembert, oder eine Gemüsesuppe (besonders beliebt im Winter).

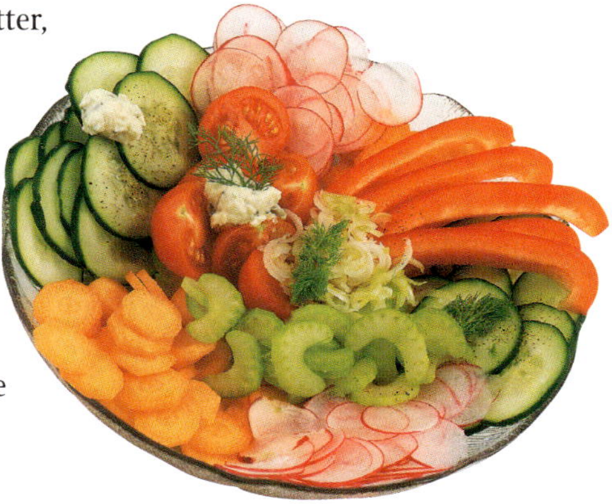

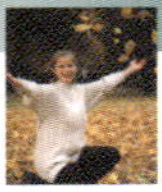

4. Aufbautag = 1. Vollkosttag

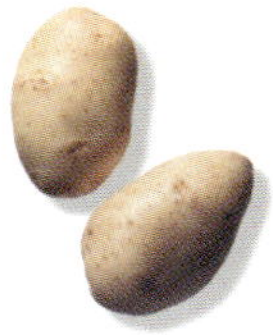

- Frühstück: Müsli, Brot, Marmelade und Quark, evtl. alternativ Käse. Buttermilch / Kefir oder Azidophilus-Milch („edelsaure Milch").
- Mittagessen: Obst (kann auch später gegessen werden). Rohkost sollte immer als Vorspeise vor der Hauptmahlzeit gegessen werden. Gedünstete Gemüse mit gedünsteter Beilage, Kartoffeln oder Kartoffelpüree (auch Folienkartoffeln) oder Naturreis; Dessert.
- Abendessen: warme Vollkostmahlzeit (nichts „Schweres"!); Brot und Käse können noch weggelassen werden, statt Brot gerne auch Knäckebrot und etwas Frisch- oder Hüttenkäse aus dem Naturkosthandel; Buttermilch o. Ä.; Kräutertee.

Jetzt folgt – nach Ankunft zu Hause – der eigentlich wichtige Teil, und ab jetzt erweist sich auch, ob man gelernt hat, mit den Nahrungsmitteln sorgsam umzugehen! Wie man das macht, erfahren Sie im nächsten Abschnitt.

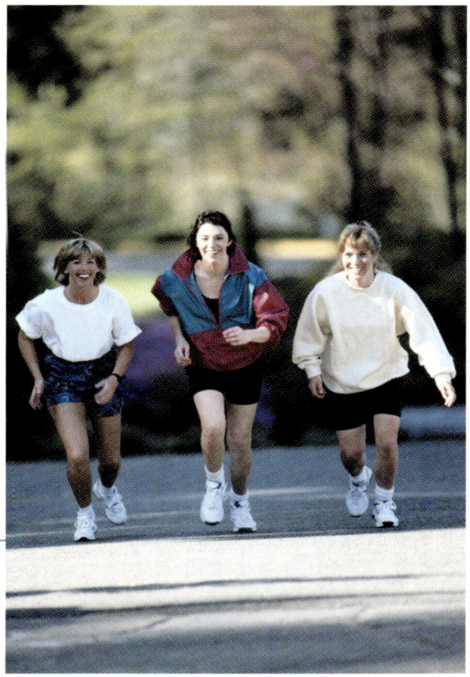

Nutzen Sie die Gelegenheit und starten Sie jetzt in ein Leben mit gesünderer Ernährung – und mehr Bewegung!

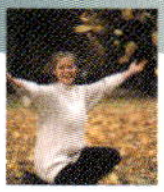

Verhalten nach dem Fasten

Das Prinzip des gesunden Verhaltens nach dem Fasten

Die Energieaufnahme muss immer in einem ausgewogenen Verhältnis zum Energieverbrauch stehen: Man sollte immer nur so viel zu sich nehmen, wie man auch bei realistischer Einschätzung verbraucht. Bewegung ist daher ein untrennbarer Bestandteil der Ernährung!

Gut zu wissen

Jeder unserer Patienten wird beraten, mögliche falsche Verhaltensweisen werden besprochen und gesunde Alternativen aufgezeigt. Vorträge mit Schulungscharakter und „Kochpraktika" werden angeboten – die Überzeugungsarbeit des Arztes und aller Co-Therapeuten funktioniert jedoch nur bei Bereitschaft des Patienten zu dauerhaften Lebensstiländerungen. Kein Patient verlässt unsere Klinik, ohne alle erwähnten Hilfen angeboten bekommen zu haben. Leider gibt es gelegentlich Menschen, die nicht veränderungsbereit sind. Es betrübt den behandelnden Arzt, wenn ein Patient wohlgemeinte Hilfe ablehnt.

INFO

Die Langzeit-Erfolgsquote des naturheilkundlichen Fastens ist sehr hoch!

Über den Hunger

Wirklichen Hunger gibt es in Zentraleuropa wohl kaum, sondern z. B. in Somalia oder Nordkorea. Was wir als Hunger (d. h. absoluten Mangel an Nahrungsmitteln durch Kriegseinwirkung/durch Missernten/durch Geldmangel) bezeichnen, sind in unseren Breiten fast immer nur Appetitgefühle oder falsch gedeutete Durstgefühle.

Sehr häufig leiden wir in Bezug auf die Empfindungen von Hunger und Sättigung an einer Wahrnehmungsstörung – und das führt zu falschen Essgewohnheiten. Diese kann man ganz leicht selbst herausfinden, indem man z. B. über eine Woche lang ein Essprotokoll (Selbstbeobachtung) führt. Beim späteren Nachlesen erkennt man die falschen Angewohnheiten und kann lernen, sie durch Alternativverhalten zu ersetzen, z. B. lieber ein gutes Buch lesen statt zu essen. Das lernt man nicht von heute auf morgen, das braucht seine Zeit. Aber: Seien Sie guten Mutes – es lohnt sich!

Tipps für das richtige Essverhalten

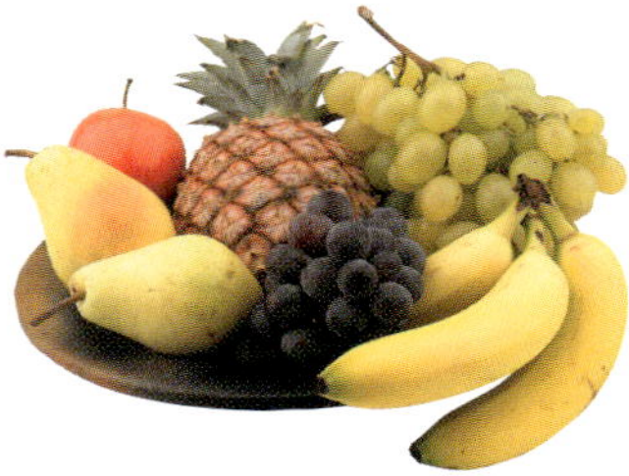

Häufig lässt es der übliche Arbeitsalltag nicht immer zu, gute Vorsätze in die Tat umzusetzen. Man sollte jedoch versuchen, sich wenigstens annähernd so vernünftig zu verhalten, wie im Folgenden geschildert:

Bevorzugen Sie pflanzliche vor tierischen Nahrungsmitteln

Kalorienzählen ist „out", besser legen Sie bei der Auswahl der Nahrungsmittel den „glykämischen Index" zugrunde.

Gut zu wissen

Der glykämische Index (GI)

Der glykämische Index gibt an, wie schnell der Blutzuckerspiegel steigt, wenn man ein kohlenhydratreiches Nahrungsmittel isst. Ein Nahrungsmittel mit niedrigem glykämischem Index wird langsamer und darum länger verdaut, dadurch steigt der Blutzuckerspiegel nur langsam an. Das führt z.B. dazu, dass keine Heißhungergefühle entstehen.

Essen Sie fettarm

Tierische Fette sollten Sie dabei so weit wie möglich meiden oder wenigstens den Verzehr deutlich einschränken: Fettkalorien (hier: aus tierischen Fetten) werden vom Körper fast ohne Aufwand aufgenommen und in häufig sichtbaren Fettdepots eingespeichert. Pflanzliche Öle (z.B. Olivenöl) sind hiervon ausgenommen.

Möglichst nie Fettes und Alkohol zusammen einnehmen

Gleichzeitiger Genuss von Alkohol und fettem Essen verhindert den Fettabbau – und zwar sowohl den Abbau von Fett aus der Nahrung als auch von Fett aus den Körperdepots! Völliger Unsinn ist der Spruch „Zu einem schweren Essen gehört ein Schnaps".

Eiweiß-Tagesbedarf für Erwachsene um ca. 60 g

Stark eiweißüberschüssige Ernährung dickt das Blut ein, fördert die Entstehung eines sauren Milieus im Körper und kann Krankheiten Vorschub leisten. Zudem erschwert ein dauerhaft zu hoher Eiweißkonsum eine angestrebte Gewichtsnormalisierung durch die darin enthaltene Energie.

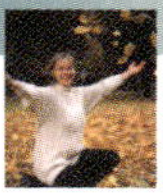

Gut kauen

Die Verdauung beginnt im Mund, daher sollten Sie jeden Bissen 15- bis max. 18-mal kauen und danach erst herunterschlucken. Denken Sie in diesem Zusammenhang bitte auch weiterhin an die technisch korrekte Zahnpflege!

Zu den einzelnen Bissen nicht trinken

Nahrung darf nicht heruntergespült werden. Trinken kann man vor und nach dem Essen reichlich. Zum Essen allenfalls kleine Schlückchen Tee oder Wasser.

Salate immer vor dem Essen

Genießen Sie Salate als Vorspeise oder ersten Gang. In süßen Salatrezepturen allenfalls nur eine „Spur“Süßstoff oder Zucker einsetzen.

TIPP

Gegen den „kleinen Hunger“ kann man als Zwischenmahlzeit z. B. einen Apfel essen –„an apple a day keeps the doctor away“!

Lassen Sie sich Zeit beim Essen

Versuchen Sie, nie in Hektik oder Eile zu essen – und auch nicht im Stehen. Wenn Sie keine Zeit haben, essen Sie nur eine gesunde Kleinigkeit, nie aber einen Hamburger oder eine Currywurst.

Regelmäßig frühstücken

Damit das möglich ist, sollte man am Abend zuvor nicht reichhaltig und schwer gegessen haben. Das Frühstück ist die wichtigste Mahlzeit vor Tagesbeginn. Zum Frühstück keine Fleischwaren, stattdessen z. B. Obstsorten, Vollkornprodukte, Müsli, Honig, Milchprodukte (auf Fettgehalt achten!). Übrigens – Milch ist kein Getränk, sondern ein Nahrungsmittel.

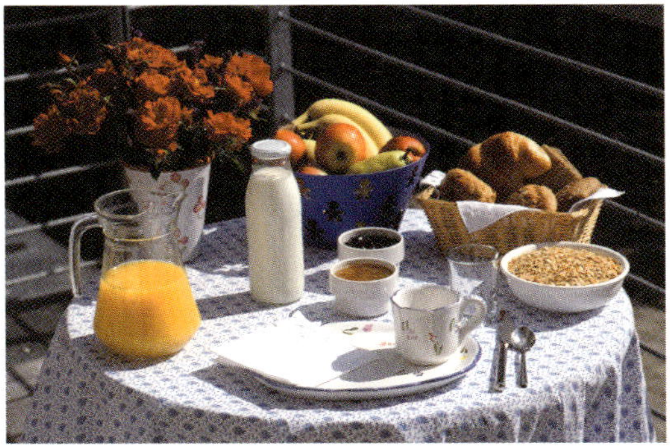

Ihre Hauptmahlzeit sollte mittags sein

Als Abendessen eignet sich leichte Kost, z. B. Salate, Vollkorn- u. Knäckebrot, Obst, Jogurt, leichte Käse. Möglichst nicht zu spät abends essen, denn ab ca. 21 Uhr ist der Körper schlafbereit (das gibt die biologische innere Uhr so vor), aber nicht mehr optimal verdauungsbereit.

TIPP

Lassen Sie bewusst ein- bis dreimal pro Woche ein Abendessen ausfallen (Dinner-Cancelling-Konzept).

TIPP

Bei Einladungen mit Buffet kann man z. B. auf die süße Nachspeise verzichten.

Essen Sie nur, was Ihnen schmeckt

Bei Mahlzeiten mit mehreren Gängen sollten Sie nur das essen, was Ihnen wirklich schmeckt (und das ist bestimmt nicht alles!). Man kann ruhig etwas auf dem Teller liegen lassen und muss sich dafür nicht schämen.

Trinken Sie pro Tag ca. 2,5 Liter echte Flüssigkeit

Am besten eignen sich hierfür z. B. Mineralwasser, Fruchtsäfte und Kräutertees. Trinken Sie bitte auch unabhängig vom Durstgefühl: Es wurde von Wissenschaftlern bei Untersuchungen des Ess- und Trinkverhaltens von Menschen festgestellt, dass das Durstgefühl häufig mit Appetit verwechselt wird, und dass dann gegessen anstatt getrunken wird. Wenn Sie glauben hungrig zu sein, trinken Sie lieber etwas – Sie werden bald feststellen, dass Sie häufig gar nicht „hungrig“ waren, sondern nur Appetit hatten!

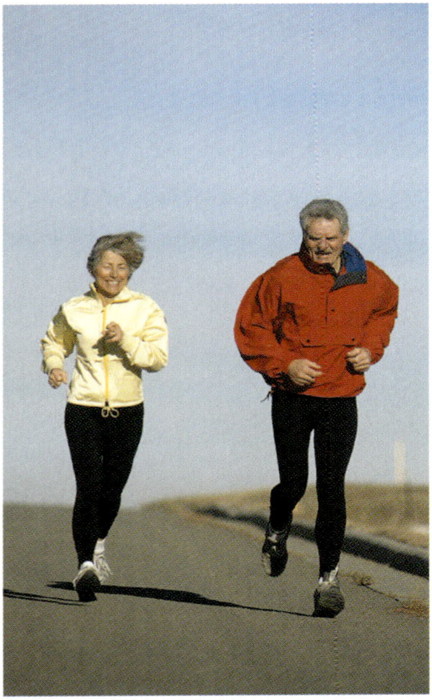

Bewegung

Nehmen Sie sich eine Sportart vor, die Ihnen wirklich Freude macht. Da gibt es eine große Auswahl, z. B. im Fitness-Studio unter Anleitung von KrankengymnastInnen oder SportlehrerInnen oder im ortsansässigen Sportverein; auch Joggen, Golf, Tennis, Radfahren, Nordic Walking, Inlineskaten, Spinning usw. bis hin zum Turniertanz sind geeignet. Hauptsache, die Bewegung erfolgt regelmäßig und fördert die Ausdauer – nur „anfallsweise“ Bewegung oder Sport bringen nichts.

Ein Fastentag pro Woche

Planen Sie einen Tag in der Woche ein, an dem Sie z. B. außer Getränken nur Buttermilch, Jogurt o. Ä. zu sich nehmen; möglich ist auch ein Obst- oder Gemüsetag, ein Apfel-Naturreis-Tag oder ein Kartoffelpüree-Tag – natürlich ohne Butter!

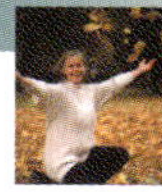

Mögliche Nebenerscheinungen beim Fasten

Kopfschmerzen

Kopfschmerzen treten häufig zu Beginn des Fastens auf („Einfastenkopfschmerz"), insbesondere bei Migränepatienten, aber auch bei Patienten mit Spannungskopfschmerz (durch degenerative Veränderungen sowie Fehlhaltungen der Halswirbelsäule) und bei Koffeinabhängigkeit bzw. -entzug. Ursache ist die entwässernde Wirkung des Fastens, die zu einer starken Verminderung des Flüssigkeitsvolumens außerhalb der Zellen führt – übrigens einer der Gründe für die empfohlene Trinkmenge. Ein Koffeinentzugssyndrom mit Kopfschmerz ist nicht selten und kann schon ab vier Tassen Kaffee (nie bei Tee!) pro Tag auftreten.

Hilfe bieten hier eine gute Darmreinigung, z. B. ein Einlauf (s. Seite 57) sowie Akupunktur (s. Seite 109), Homöopathie (s. Seite 97) und Entspannungsmethoden (s. Seite 113).

Appetitgefühle (fälschlich als „Hunger" bezeichnet)

Hunger gibt es im Fasten nicht! Derlei Empfindungen sind in unserer europäischen Gesellschaft eher als „Appetitgefühle" zu bezeichnen und hängen mit unserem Lebensstil und unserem Verhältnis zur Nahrungsaufnahme bzw. zu den Nahrungsmitteln zusammen. Außerdem werden häufig die Empfindungen von Hunger, Appetit und Sattheit nicht mehr richtig verspürt, sodass oft gegessen wird, wo doch eigentlich Durst vorhanden war (Wahrnehmungsstörung).

Sollten Appetitgefühle im Fasten auftreten, dann genügt eine geringe Menge Glaubersalz, und mit dem Abgang von Stuhl verschwindet dieses das Fasten störende Empfinden.

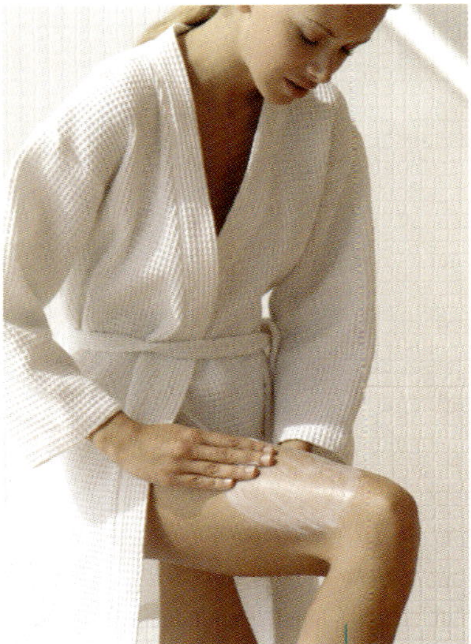

Harnstoffhaltige Cremes helfen bei fastenbedingten Hautreaktionen.

Fastenbedingte Hautreaktionen (= Dermatitis)

Hierbei handelt es sich nicht um eine Allergie! Die Haut ist die Grenzfläche zwischen „Innenwelt" und „Außenwelt" (Umwelt). Da die Haut als Organ mit der größten Oberfläche während des Fastens Stoffe abgibt, kann es durch diesen „Entgiftungsvorgang" zu Hautreaktionen kommen, die mit Juckreiz verbunden sind.

Abhilfe bietet hier die Homöopathie (s. Seite 97). Außerdem sollte die Haut liebevoll gepflegt werden. Ratsam ist z. B. die Anwendung einer Lotion mit 10% Harnstoff. Der Harnstoff bewirkt ein Eindringen der Lotion unter die Haut, während andere Substanzen ohne Harnstoff lediglich wie das Zuspachteln einer Wand mit Gips o. Ä. wirken. Auch in diesem Zusammenhang wieder die Empfehlung: Viel trinken! Eine hohe Flüssigkeitsmenge hilft zu entgiften und fördert die Durchfeuchtung der Haut mit gutem kosmetischen Ergebnis, d. h. die Haut wird straffer.

Unruhige Beine, Wadenkrämpfe

Wadenkrämpfe treten bei Magnesium- oder Kaliummangel auch außerhalb des Fastens auf. Sie können aber auch einen Hinweis liefern auf eine beginnende Durchblutungsstörung der Beine, ganz besonders dann, wenn die entsprechenden Risikofaktoren Rauchen, Diabetes, Fettstoffwechselstörungen und Bewegungsmangel hinzukommen. In diesem Fall sollte man sich vor dem Fasten bei einem Internisten genau untersuchen lassen (mit „dopplersonographischer" Durchblutungsmessung der Bein- und Halsgefäße!).

Treten diese Krämpfe während des Fastens auf, dann helfen Homöopathie und Kneipp-Anwendungen (z. B. Beingüsse, Wassertreten usw.). Gute Erfahrungen wurden auch mit der Verordnung eines Mischpräparates gemacht, das Kalium und Magnesium enthält.

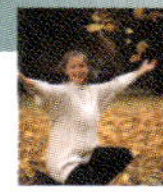

Vorübergehende Minderung der Sehschärfe

Dieses Symptom kann bei „Alterssichtigen“ auftreten. Es ist eine Folge der umfassenden Entwässerung des gesamten Körpers, die auch beide Augen mit einbezieht. Folge: Der Brechungsindex des Auges ändert sich – erfahrungsgemäß ist dieser Effekt aber nur vorübergehend, d.h. bitte keine neue Brille kaufen ...

Niedriger Blutdruck

In England wird der niedrige Blutdruck schlicht als „German Disease“, als „Deutsche Krankheit“ bezeichnet. Der Aufwand, der in deutschsprachigen Ländern um dieses Symptom herum betrieben wird, ist immens. Mancher fühlt sich mit seinen „niedrigen“ Blutdruckwerten wohl, wird dann aber darauf aufmerksam gemacht, dass seine Werte z.B. 96/68 wären – und das wäre doch viel zu wenig! Dieser gemessene Wert für sich gesehen ist jedoch völlig belanglos. Leider beginnt hier schon eine Beeinflussung durch Verunsicherung! Es wird lediglich in Norm-Blutdruckwerten gedacht, und aus einem sich trotz „niedriger“ Blutdruckwerte wohl fühlenden Menschen wird ab jetzt ein sich schwach fühlender, verunsicherter Mensch. Wenn ein Mensch mit niedrigem Blutdruck nach der Messung sagt, dass es ihm damit sehr gut gehe, dann sollte man es dabei belassen.

Behandlungsbedarf besteht nur bei Menschen, die unter Blutdruckregulationsstörungen und Kreislaufproblemen leiden. Durch die Entleerung der Kochsalzdepots und die vegetative Umstellung können im Fasten die Blutdruckwerte im unteren Bereich vorübergehend schwanken, mal mit, mal ohne Beschwerden. Bei schwerwiegenden Gefäßverengungen, z.B. im Halsbereich (Halsschlagadern), kann es im Fasten bei starkem Blutdruckabfall zu Durchblutungsstörungen im Gehirn kommen. Deshalb ist Fasten in diesem Falle ausgeschlossen.

Abhilfe bei echten Problemen mit niedrigem Blutdruck: Ausgleich eines evtl. Flüssigkeitsmangels im Blut durch hohe Flüssigkeitszufuhr. Regelmäßige Ausdauerbewegung ist ein weiterer wichtiger Faktor für die Stabilisierung des Blutdrucks. Auch „Roedern“ kann helfen (S. 92). Medikamente sind dagegen meist nicht notwendig.

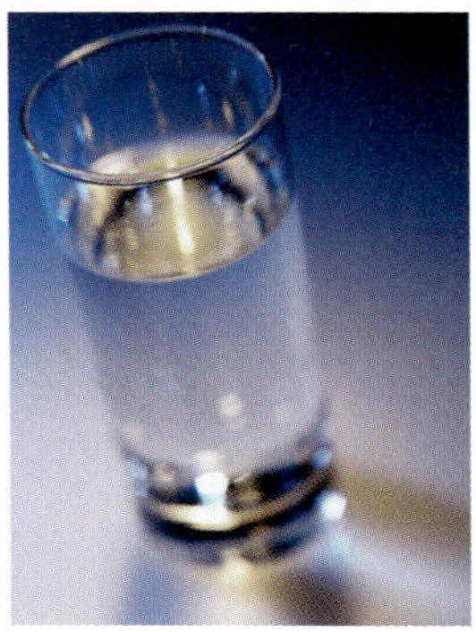

Meist genügt es, bei zu niedrigem Blutdruck viel zu trinken.

Schlafstörungen

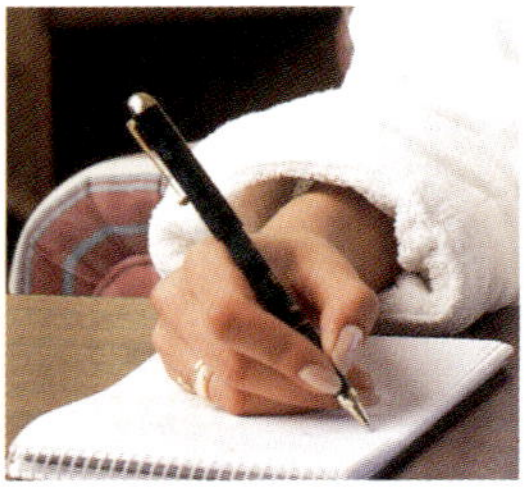

Bleiben Sie gelassen, wenn Sie nicht schlafen können und nutzen Sie die Zeit, um z. B. einen Brief zu schreiben.

Durch die fastenbedingte vegetative Umschaltung und die (hormongesteuerten) Stoffwechselveränderungen, aber auch durch die Angeregtheit im Fasten können Einschlaf- und/oder Durchschlafstörungen auftreten. Träume, Gedanken, aber auch ein spannendes Buch, eine aufregende Fernsehsendung können dazu beitragen. Man sollte dann nicht in Verzweiflung oder Panik verfallen, sondern diese Zeit nutzen, um z. B. positive Literatur zu lesen oder vielleicht einen Brief zu schreiben, den man schon lange schreiben wollte. In einem Gespräch mit dem Arzt kann man das zugrunde liegende Problem auch aufarbeiten und evtl. Behandlungsmöglichkeiten erörtern (Wassertreten vor dem Schlafengehen, entspannende Verfahren, Homöopathie, Therapie mit Pflanzenmitteln, Akupunktur, psychotherapeutische Aspekte). Auf keinen Fall sollte man chemische Schlafmittel einnehmen.

So genannte „Rückfallerscheinungen"

Bei einem fastenden Rheumatiker mit „echtem Rheuma" sollte nicht unter drei bis fünf Wochen gefastet werden. Dabei kann es im Verlauf wiederholt zu Beschwerden kommen. Otto Buchinger I nannte das „Rückstoßerscheinungen", oder „der böse Feind schüttelt aus der Ferne die Faust, bevor er verschwindet". Diese Erscheinungen weisen darauf hin, dass in Zukunft ein Stillstand der entsprechenden Beschwerden möglich ist. Bei den Naturheilverfahren treten diese „Erstverschlimmerungen" häufig auf und sind als positives Signal zu werten.

„Frösteln"

Ursache ist die vorübergehende geringere Wirkung der Schilddrüse. Deshalb gilt im Fasten der Grundsatz: Warm halten! Das kann bedeuten, dass man im Herbst und Winter zusätzlich zu der von der Schwester ins Bett gelegten Wärmflasche hin und wieder Söckchen

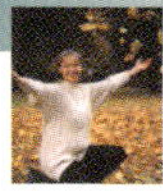

anzieht. Oder dass man bei entsprechend niedrigen Außentemperaturen warm angezogen zur Gymnastik oder zum Sport geht. Auch sollte viel warmer oder heißer Tee getrunken werden.

„Magengeräusche"

Das sind so genannte „Leerlaufperistaltiken", also Leerbewegungen des Magen-Darm-Traktes, die evtl. zu Beginn des Fastens auftreten können (manchmal nur bei Erstfastern). Hierbei handelt es sich um eine Umstellungsreaktion, die Symptome verschwinden sehr schnell.

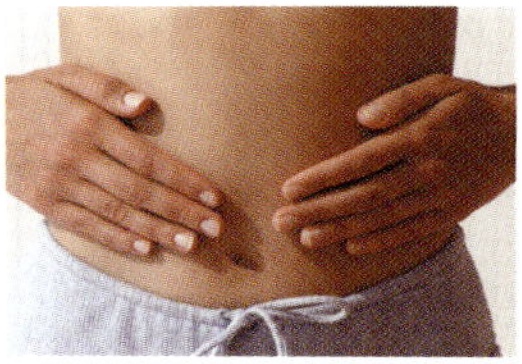

Keinesfalls sollte man aus den Magengeräuschen auf Hunger schließen.

Rückzug in die Stille – Ruhebedürfnis

Die meisten unserer Patienten kommen aus einem hektisch-betriebsamen Leben, in dem sie dauernd reden müssen, der treibende Teil sein müssen usw. Dadurch entsteht oft geradezu der Wunsch nach Stille. Man kann sich jeden Tag für eine gewisse Zeit zurückziehen. Es gibt verschiedene Möglichkeiten, die Stille zu erleben: Meditierend oder z. B. mit Entspannungsverfahren – man kann sich das passende Verfahren aussuchen.

Gewichtsrückgang

Gewogen wird nur jeden zweiten Tag. Nichts zerstört die Fastenatmosphäre so nachhaltig wie Gespräche um das Gewicht. Es ist erwiesen, dass bei ständigem Denken an einen Gewichtsverlust Stressreaktionen im Körper ausgelöst werden, die eine Gewichtsabnahme verlangsamen oder blockieren. Auch hier gilt: Loslassen.

TIPP

Der Gewichtsverlust ist die schönste Nebensache im Fasten – Gewichtserörterungen sind daher tabu.

Das Gewichtsverhalten ist von Mensch zu Mensch so verschieden, dass man sich nicht mit anderen vergleichen sollte. Männer nehmen im Fasten mehr ab als Frauen. Die unterschiedlichen Gewichtsabnahmen werden verursacht durch die Wirkungen des Testosterons bei Männern und der Östrogene bei Frauen. Bei Frauen kommen interessanterweise noch die Mondphasen hinzu: Bei Vollmond, aber auch während der Periode kommt es zu geringerem Gewichtsverlust.

Der Body-Mass-Index

Ob Ihr Körpergewicht noch normal ist oder Sie bereits Übergewicht haben, können Sie mit dem so genannten „Body-Mass-Index“ (BMI) errechnen:

Gut zu wissen

Body-Mass-Index (BMI)

$$\text{BMI} = \frac{\text{Körpergewicht (in kg)}}{\text{Körpergröße} \times \text{Körpergröße (in m}^2\text{)}}$$

Beispiel: Sie sind 1,70 Meter groß und wiegen 70 Kilogramm. Dann berechnen Sie Ihren BMI wie folgt:

$$\text{BMI} = \frac{70}{1{,}70 \times 1{,}70} = 24{,}2$$

Was sagt der Body-Mass-Index aus?

INFO

Ein Idealgewicht gibt es nicht. Jeder Mensch ist anders geformt.

- BMI unter 20: Untergewicht.
- BMI zwischen 20 und 25: Normalgewicht.
- BMI zwischen 25 und 30: leichtes Übergewicht – die Folge können leichte Gelenkbeschwerden sein. Auch wird man schneller müde und ist weniger belastbar.
- BMI über 30: starkes Übergewicht – hier können bereits massive gesundheitliche Probleme bestehen, z. B. erhöhte Blutfett- und Harnsäurewerte, Bluthochdruck, der medikamentöse Behandlung erforderlich macht; eventuell besteht bereits eine Neigung zu Diabetes mellitus. Das Gefäßrisiko ist angestiegen, unter Umständen drohen Herzinfarkt und / oder Schlaganfall.
- BMI über 40: extremes Übergewicht – absoluter Gefahrenbereich! Oft sind die tragenden Gelenke schon zerstört, massive Schmerzen schränken die Beweglichkeit gefährlich ein und führen zu Bewegungsmangel mit allen negativen Folgen. Das Herzinfarkt- sowie das Schlaganfallrisiko sind massiv erhöht. Die Lebenserwartung ist deutlich verkürzt.

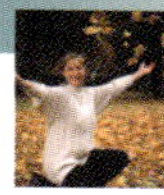

Fasten daheim (außerklinisches Fasten)

Beim außerklinischen Fasten steht das Fastenerlebnis im Mittelpunkt: die wohltuende Erfahrung, aufs Essen verzichten zu können, eine Besinnung auf sich selbst und die Möglichkeit, eingefahrene Gewohnheiten zu überdenken und zu ändern. Dies gilt besonders für die Ernährungsgewohnheiten und den Bewegungsmangel. Daneben geht es im Fasten für Gesunde natürlich auch um die Gesundheitsvorsorge sowie um die Vorbeugung vor Risikofaktoren.

INFO

Neben Fasten in einer spezialisierten Klinik für Naturheilverfahren ist auch außerklinisches Fasten möglich. Dies ist allerdings nur für wirklich Gesunde geeignet.

Betreuung durch FastenleiterIn und naturheilkundlich tätige(n) Arzt/Ärztin

Der Fastende sollte beim außerklinischen Fasten durch einen naturheilkundlich tätigen Arzt (Ärztin / Arzt für Naturheilverfahren) sowie durch eine/n ausgebildete/n FastenleiterIn (Adressen im Anhang) betreut werden. Der Arzt ist für die Sicherstellung des medizinischen Hintergrundes wichtig. Eine ärztliche Eingangsuntersuchung ist vorzusehen.

FastenleiterInnen sollten eine Ausbildung durch kompetente, fastenerfahrene und naturheilkundliche Ärzte, ErnährungswissenschaftlerInnen, BewegungstherapeutInnen, FastenpraktierInnen vorweisen können. Sie kennen das Fasten auch aus eigenem Erleben und verfügen durch die Ausbildung über ein reiches Repertoire an unterstützenden Maßnahmen, um die Fastenzeit für alle Teilnehmer zu einem angenehmen Erlebnis werden zu lassen. FastenleiterInnen kennen den Unterschied zwischen „Fasten für Gesunde" und dem therapeutischen Heilfasten in einer Spezialklinik für Naturheilverfahren und können in entsprechenden Fällen Teilnehmer an diese Kliniken verweisen. Sie haben Kenntnisse in den Bereichen Fastenphysiologie und den psychischen Vorgängen beim Fastenden. Sie kennen die Fastenverpflegung, die notwendigen Begleitmaßnahmen wie Darmreinigung, Leberwickel, und haben Erfahrungen in Bewegungs- und

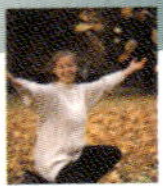

Entspannungstherapien. Hilfsmaßnahmen werden ebenfalls unterrichtet und praktiziert, um Teilnehmern über leichte Unpässlichkeiten hinweghelfen zu können.

Eine weitere wichtige Aufgabe ist es, die Teilnehmer durch die richtige Weichenstellung während des Kostaufbaus auch in Richtung einer erfolgreichen Ernährungsumstellung zu motivieren.

Ferienfasten

INFO

Außerklinisches Fasten gibt es in zwei Versionen: als Ferienfasten und als Fasten im Alltag.

Ort des Geschehens ist ein Hotel oder „Kurheim“. Die FastenleiterInnen sorgen für die Organisation und den Ablauf, entsprechend den oben geschilderten Inhalten.

Nachteil: Nach der Beendigung des Ferienfastens sind keine weiteren informativen Zusammenkünfte vorgesehen oder auch möglich, und somit auch keine intensivere weitere Betreuung bei der Ernährungsumstellung im Alltag.

Fasten im Alltag

Hier bleiben die Fastenden weitgehend in den Alltag integriert. Deshalb stellt diese Form auch die höchsten Anforderungen an die FastenleiterInnen und an die/den Fastenden. Wichtig ist, dass die Teilnehmer Verständnis in ihren Familien erfahren und besonders ihre Ruhepausen sowie ein ausreichendes Bewegungsprogramm einhalten können. Über die gesamte Zeit sind regelmäßige Zusammenkünfte vorgesehen (meistens abends für ca. 2 Stunden), bei denen die FastenleiterInnen sich entsprechend den Ausbildungsinhalten um die Teilnehmer kümmern und informative Ratschläge erteilen. Der Vorteil gegenüber dem Ferienfasten besteht darin, dass eine intensivere Begleitung bei der weiteren Ernährungsumstellung durch die/den FastenleiterIn möglich ist.

Fasten im Alltag stellt jedoch hohe Ansprüche. Es kann problematisch sein, regelmäßig Ruhepausen einzuhalten und Sport zu treiben, geschweige denn ein gutes Buch in Ruhe zu lesen.

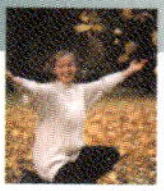

Checkliste für das (Alltags-)Fasten

Gut zu wissen

- Suchen Sie sich für das Fasten im Alltag möglichst einen längeren freien Zeitraum aus – z. B. Urlaub, Ferien.
- Suchen Sie Ihren Hausarzt auf, lassen Sie sich von ihm untersuchen (Labor, EKG, Blutdruck, Puls) und beraten.
- Treffen Sie die Entscheidung zum Fasten ganz bewusst.
- Suchen Sie „Mitfaster" (Fastengruppe).
- Machen Sie sich mit Entspannungsmethoden vertraut.
- Machen Sie sich bewusst, dass Sie aus einem krank machenden „Zu viel" kommen, und in den kommenden Tagen vom „Überschuss" leben werden.
- Machen Sie sich bewusst, dass dem Verzicht in den nächsten Tagen am Ende des Fastens ein Gewinn folgt („Verzicht nimmt nicht, Verzicht gibt.").
- Nehmen Sie Abschied vom gewohnten Lebensablauf.
- Legen Sie seelische Lasten ab (wenn möglich), bauen Sie Hektik ab, lassen Sie Spannung los, sagen Sie Termine ab – kommen Sie zu sich.
- Achten Sie darauf, dass keine Genussgifte (Zigaretten, Alkohol, Kaffee, Süßigkeiten) im Haus vorhanden sind.
- Legen Sie Sportbekleidung und wetterfeste Kleidung bereit.
- Suchen Sie sich gute Literatur (Belletristik, Poesie, Romane usw.) und gute Musik zum Fasten aus.
- Besorgen Sie sich ein Fastentagebuch (z. B. DIN A 5-Heft).
- Kaufen Sie ein, was Sie an weiterem Material für die Fastenzeit benötigen (fragen Sie Ihre Ärztin/Ihren Arzt oder Ihre FastenleiterIn).

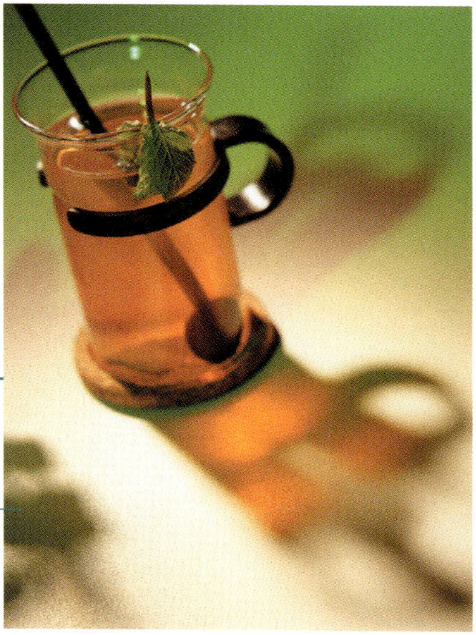

Ein warmer Kräutertee während des Fastens – ein Genuss!

Die wichtigsten Patientenfragen

Sie haben noch nie eine Heilfastenkur gemacht? Sie würden sich gerne einmal mit jemandem unterhalten, der eine solche Kur schon erlebt hat? Ein Dialog von Patient zu Patient sozusagen? Als Co-Autorin dieses Buches habe ich zu „Recherchezwecken" in der Klinik Dr. Otto Buchinger mitgefastet.

Die häufigsten Fragen, die mir meine Bekannten vor und nach der Kur stellten, möchte ich hier für Sie mit Unterstützung einiger meiner „Fastenkollegen" beantworten.

Warum gehen die Leute zum Fasten?

Es gibt zwei Hauptgründe, die die meisten zu einer solchen Kur veranlassen:

Einmal sind es körperliche / gesundheitliche Gründe. Das heißt, jemand möchte beim Fasten durch Ausschleusen krank machender Gifte und „Schlacken" (detox) aus seinem Körper Krankheiten verhindern bzw. heilen. Das Thema Gewicht spielt ebenfalls eine Rolle, da Übergewicht häufig andere Krankheiten verursacht. Auch das „Abnehmen für das Selbstbewusstsein" wirkt sich auf die „innere Gesundheit" aus, wobei man sich nicht an gertenschlanken Models orientieren sollte, sondern an seinem persönlichen, typbedingten Wohlfühlgewicht.

Daneben gibt es auch eine ganze Reihe von Patienten, die ausschließlich fasten, um wieder „zu sich zu kommen", die sich eine „Auszeit" nehmen wollen, um über ihr Leben nachzudenken und möglicherweise auch einschneidende Veränderungen in ihrem Leben (Partnerschaft, Beruf u. Ä.) vorzunehmen.

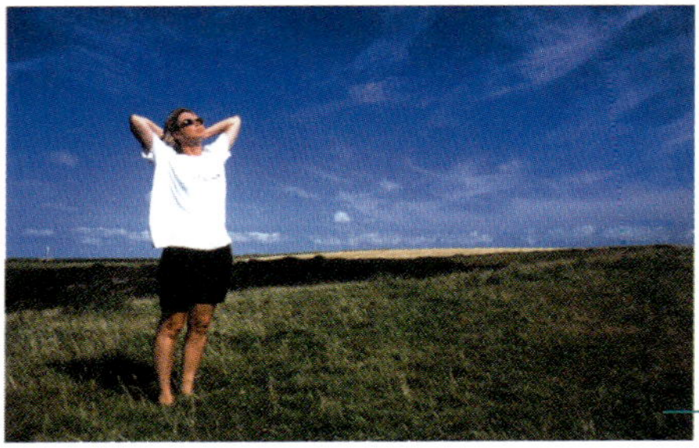

Für viele öffnen sich beim Fasten neue Horizonte.

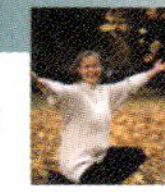

Wie wird die Kur ein Erfolg?

Es gibt drei Dinge, die ganz wichtig sind:

Lassen Sie sich ganz auf das Erleben ein

Wer nur mit halbem Herzen anreist und in der „Opferrolle“ (z. B. ich *muss* abnehmen, ich *muss* auf Essen verzichten, ich wäre lieber woanders) bleibt, nimmt sich selber viel von dem inneren Erleben dieser Kur. Wer sich mit ganzem Herzen einlässt, bei dem werden auch im Kopf Veränderungen möglich sein (bewusste Änderung der Ernährung, Freude am Lösen von Problemen, neue Sichtweise vom Alltag).

Entlasten Sie den Körper bereits ein oder zwei Tage vor der Kur mit leichter vegetarischer Kost. Freuen Sie sich auf die erlebnisreiche Reise durch das Reich des Fastens. Sie werden dabei auch ganz neue Seiten an sich entdecken. Lassen Sie sich nicht von Bekannten und Freunden diese Erfahrung vermiesen, die für dieses angebliche „Hungern“ kein inneres Verständnis haben. Sie können sicher sein: Nach Ihrer Rückkehr aus der Kur werden diese Unkenrufe verschwinden – es werden eher Neid oder Bewunderung aufkommen.

Planen Sie Zeit ein

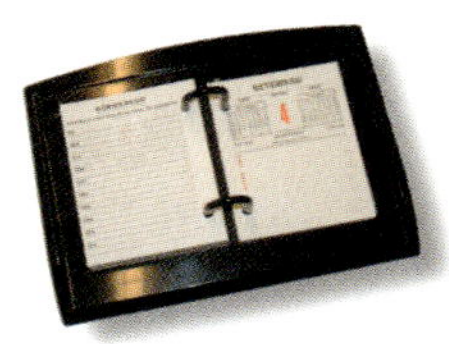

Jeder fastenkundige Arzt empfiehlt, mindestens drei Wochen in der Klinik zu bleiben und sich hinterher mindestens noch eine Woche zu schonen. Wer nur 10 oder 12 Tage fastet, kommt nicht in die erwünschte Tiefe, außer er ist schlank und hat schon etliche Kuren hinter sich.

Schauen Sie während eines Heilfastens nicht ständig auf den Terminkalender. Ihr Körper und auch die Seele brauchen eine gewisse Zeit, bis die allgemeine (vegetative) Umstimmung geschehen kann.

Seien Sie bereit für Veränderungen in Ihrem Leben

Versuchen Sie, nach dem Fasten nicht wieder ins alte Fahrwasser zu fallen. Je länger Sie fasten, desto eher besteht die Möglichkeit, nicht rückfällig zu werden, indem alte Laster erneut auftauchen.

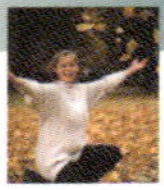

Wie ist das mit dem „Hunger" während des Fastens?

Ich weiß noch genau, wie ich am fünften Tag meiner Fastenkur im Ort herumgebummelt bin, als mir eine Verkäuferin plötzlich einen duftenden Pfannkuchen unter die Nase hielt, den ich mal probieren sollte. Ohne mit der Wimper zu zucken sagte ich: „Nein danke, ich faste gerade". Es hat mir gar nichts ausgemacht. Ich war erstaunt über mich – und auch ein bisschen stolz. Ob Sie es glauben oder nicht: Hunger hat man keinen während der Kur! Wer fastet, hungert nicht! Fasten ist freiwilliger Verzicht auf feste Nahrung für eine bestimmte Zeit. Außerdem ist diese moderne Fastenkur nicht mal eine richtige Nulldiät. Etwa 300 Kilokalorien werden täglich in flüssiger Form angeboten: Morgens Kräutertee mit Milchzucker (zur Pflege der Darmbakterien), am späten Vormittag eine Tasse klare, salzfreie Gemüsebrühe (um Mineralienverluste auszugleichen), nachmittags Tee mit Honig und abends dann ein Glas frischgepresster Obst- oder Gemüsesaft und Brottrunk. In gewissen Fällen wird auch Eiweiß verabreicht in Form von Jogurt oder Buttermilch.

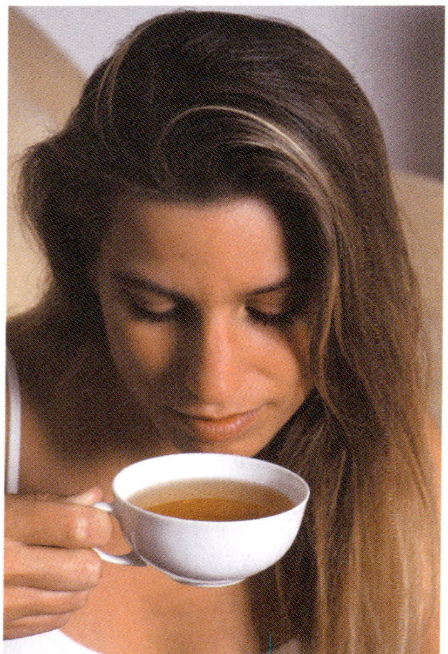

Heißer Tee mit Honig – der Genuss des Tages!

Nach drei Tagen, wenn der Darm völlig geleert ist, verschwindet auch das Hungergefühl. Der Appetit kann jedoch noch etwas länger anhalten – deshalb: Lassen Sie sich nicht versuchen. Sie brauchen ja nicht unbedingt in der ersten Woche in einem First-Class-Lokal sitzen und den anderen beim Schlemmen zuzuschauen. Nach etwa zehn Tagen kann man aber auch das wagen (ich habe es ausprobiert).

„Trösten" wird Sie die seelische Nahrung – die liebevollen Gespräche mit Ärzten und Schwestern, die wunderschöne Landschaft ringsum, viel Bewegung an der frischen Luft, attraktive Sport- und Meditationsangebote, Entspannungstechniken, die Geborgenheit des hellen, gemütlichen Hauses usw.

Und nicht zuletzt der innere Frieden – die Nahrung, die nach einer Weile von innen kommt.

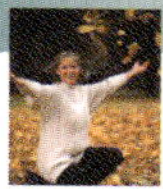

Wie viel nimmt man wirklich ab?

Das ist von Fall zu Fall verschieden. Anfangs nimmt man durch die völlige Darmentleerung (1,5 kg) und die verstärkte Wasserausscheidung gleich mehrere Kilos ab. Dann zeigen sich die Erfolge auf der Waage eher wellenförmig. Ein Stillstand bei der Gewichtsabnahme kann auf Störungen im Wasserhaushalt hindeuten (oder durch vorherige Einnahme von Entwässerungsmitteln verursacht sein) oder auf einen verbesserten Trainingszustand der Muskelmasse durch die verstärkte körperliche Betätigung während der Kur (was ja erwünscht und positiv ist!).

In den ersten beiden Wochen nehmen Männer im Durchschnitt 300–500 g/Tag ab, Frauen wegen der hormonellen Unterschiede (die Periode spielt auch noch mit hinein) 200–300 g. Danach wird die Abnehmkurve flacher. Aber denken Sie nicht zu viel ans Abnehmen. Dr. Andreas Buchinger drückte dies in einer seiner Vorträge treffend so aus: „Sie zerstören die innere Hygiene Ihres Aufenthaltes, wenn Sie ständig ans Gewicht denken, denn Sie machen sich dadurch negativen Stress."

Beim Fasten nehmen Sie auf jeden Fall ab – ob und wie lange sie danach Ihr Gewicht halten, hängt von Ihrer Disziplin ab.

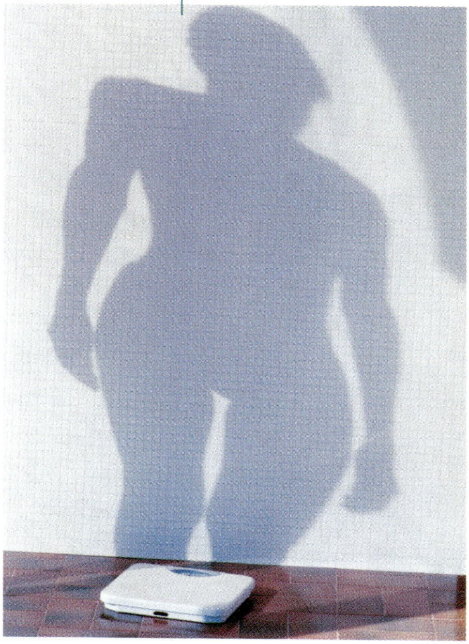

Nach der Kur, wenn Sie wieder normal essen, nehmen Sie natürlich erst mal ca. 1,5 kg Darmfüllung wieder zu. Ob Sie weiter zunehmen werden, hängt ganz stark von Ihrer Disziplin ab – inwieweit man z.B. die gelernten Ernährungsempfehlungen befolgt. Ich habe sie leider zu wenig befolgt – das hat mir die Waage bestätigt. Eine andere Patientin aus München wiederum hielt sich strikt daran. Der Lohn: Sie hat seit vielen Monaten noch kein Gramm ihrer acht verlorenen Kilos wieder angesetzt.

Dennoch: Zur reinen Figurpflege ist das Heilfasten viel zu schade. Eigentlich geht es um etwas ganz anderes – genauer gesagt: um viel mehr. Wer nur abnehmen will, kann dies auch mit einer konsequenten 800-Kalorien-Diät oder Ähnlichem erreichen (wobei man aber Hungergefühle hat!) – allerdings ohne den seelisch-geistigen Gewinn zu erleben.

Wie merkt man, dass man entgiftet?

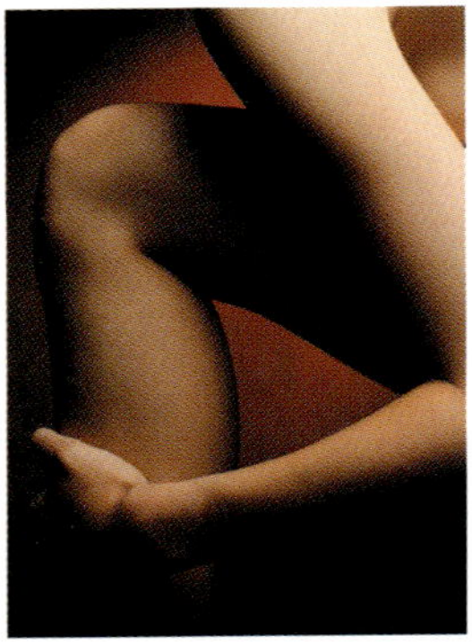

Gliederschmerzen beim Fasten sind ein häufiges Entgiftungszeichen.

Man fühlt sich müde und bleiern in den Gliedern, was für die Loslösung der Gifte aus dem Gewebe spricht. Auch von Kopf- und Rückenschmerzen hört man gelegentlich. Manchmal lässt auch die Konzentrations- und Merkfähigkeit vorübergehend zu wünschen übrig. Beim Autofahren sollte man deshalb vorsichtig sein. Eindeutig spürbar ist: Wo sich die meisten Gifte angesammelt haben, schmerzt auch die Entgiftung besonders.

Sehr wichtig ist es, die Entgiftung durch viel Trinken (mindestens 2–3 Liter Flüssigkeit täglich) und vermehrte Bewegung (möglichst an frischer Luft) anzutreiben. Unterstützend wirken hier Sauna, Lymphdrainagen und Basenpulver, das die Entsäuerung vorantreibt.

Aber wenn diese Phase vorbei ist, werden Sie merken: Es geht „was weg" – Kilos, Stress, „alte Dinge", die nicht mehr zu Ihnen gehören. Es ist eine Genugtuung, sichtbar zu „entschlacken": Der Körper verdaut während des Fastens alles, was er an überschüssigem Fett und Eiweiß, „Schlacken" und Schadstoffen im Laufe der Zeit in seinem Gewebe angesammelt hat. Es findet jetzt täglich im Körper eine Art Müllverbrennung statt. Und dann kommen die erfreuten Patientenkommentare wie „Mir gefällt das neue Körpergefühl, das ich hier nach einigen Tagen habe" oder: „Ab der 2. Woche braucht man weniger Schlaf und ist sportlich viel leistungsfähiger".

INFO

Heilfasten wird auch als „Operation ohne Messer" bezeichnet.

Sind Krisen ein „Muss?"

Natürlich nicht. Patienten, die schon mehrere Kuren hinter sich haben, haben oft keine oder wenige Beschwerden während der Fastenkur. „Wenn ich gestresst hier ankomme, habe ich fast immer zu hohen Blutdruck. Der reduziert sich aber schon nach wenigen Tagen", sagt eine Patientin. Verstärktes Schlaf- und Ruhebedürfnis oder Kältegefühle in Händen und Füßen sind in den ersten Tagen allerdings sehr weit verbreitet. Richtige Krisen mit z. B. Rückenschmerzen treten bei Leuten auf, die sehr „verschlackt" sind und die noch nie oder sehr selten gefastet haben.

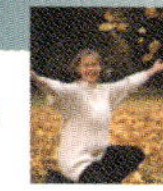

Stimmt es, dass man Probleme wegfasten kann?

Ja. Viele Patienten bestätigen das. Man wird allgemein viel ruhiger, sieht die Dinge gelassener und kann sich auch von ganz konkreten Problemen verabschieden. Am 2. Tag meiner Kur habe ich so etwas erlebt: Da war die seelische Entgiftung im vollen Gange. Ich wachte mit einer Wut im Bauch auf. Nachts hatte ich mich an zwei sehr ärgerliche Vorfälle der letzten Zeit erinnert und die Gefühle, die ich verdrängt hatte, kamen so richtig hoch. Ich hätte am liebsten einige Personen angerufen und so richtig Ärger gemacht. Ich war ziemlich „sauer“. Gegen Abend fühlte ich mich plötzlich ganz entspannt – meine morgendliche Wut hatte sich wie durch ein Wunder in Luft aufgelöst. Meine Probleme waren keine Probleme mehr. Ich hatte sogar die Lösungen selber entdeckt – das macht Laune.

„Ich habe beim Fasten immer starke Träume. Ich merke richtig, wie ich dadurch meine Probleme aufarbeite. Es passiert hier viel auf der psychischen Ebene“ schildert eine Patientin. Eine andere meint: „Plötzlich mag ich mich wieder“, und wieder eine andere sagt: „Ich bin in meinem Alltag manchmal sehr aufbrausend. Das ist mein sprühendes Temperament. Nach einigen Wochen hier kann ich dann alles wieder ruhiger angehen, was auch meiner Umwelt gut tut.“

Woher kommt die Fasteneuphorie?

Nach einigen Tagen des Fastens dringen richtig anfallsartig „Glücksmomente“ in das Bewusstsein. Die so genannte Fasteneuphorie entsteht durch eine zunehmende Serotoninwirkung (Glückshormon) im Gehirn, mit nachfolgendem Gefühlsaufschwung und intensiviertem Erleben. Es sind sprühende kreative Phasen, in denen man neue Pläne schmiedet, in schwierigen Situationen Lösungen findet, seine Firma umorganisiert, plötzlich zu schreiben beginnt – oder einfach nur die ganze Welt umarmen möchte.

Genießen Sie die Fasteneuphorie!

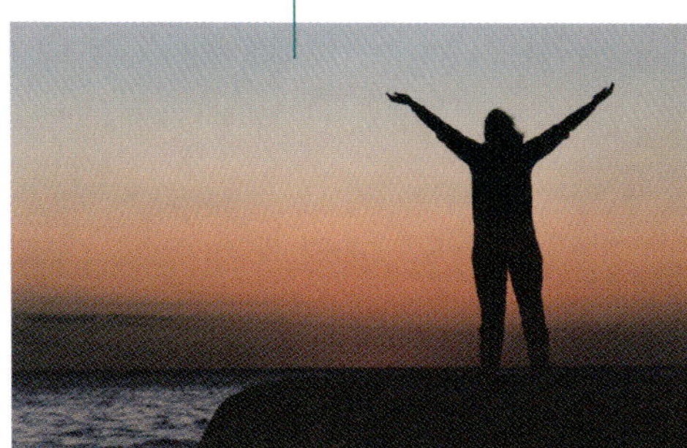

Allein wegen dieser Momente kommen viele Patienten immer wieder regelmäßig zum Fasten. Sie „fühlen sich wie neugeboren", könnten „Bäume ausreißen" oder freuen sich: „Endlich bin *ich* mal dran!"

Gibt es Tipps für einen optimalen Kurerfolg?

Versuchen Sie, wirklich ab- bzw. umzuschalten. Legen Sie Ihre Alltagssorgen auf Eis. Reduzieren Sie die Kontakte zu Bekannten und auch zur Familie. Bleiben Sie, soweit es geht, bei sich. Auch im Patientenkreis ist es sinnvoll, nicht über Krisenthemen wie Steuererklärungen, Ärger mit dem Chef o. Ä. zu sprechen. Reden Sie über schöne Dinge, freuen Sie sich über die Ruhe. Suchen Sie nach Harmonie! Schaffen Sie für Ihren Aufenthalt einen harmonischen Ausgleich zwischen Aktivität und Entspannung. Suchen Sie sich aus dem reichhaltigen Angebot an Therapien und Sportmöglichkeiten gemeinsam mit Ihrem Arzt das heraus, was Ihnen am meisten Spaß macht und am besten zu Ihrer Konstitution passt.

Wer viel mit Verdauungsproblemen zu tun hat, sollte die Colon-Hydrotherapie (s. Seite 90) anwenden (kann ich wärmstens empfehlen zur Verbesserung und Beschleunigung des Kurerfolges). Wer psychisch angeschlagen ist, dem hilft z. B. die Craniosacral-Therapie, eine sehr effiziente Körpertherapie, die die Energiekreisläufe von Körper und Seele wieder in Harmonie bringt (s. Seite 111).

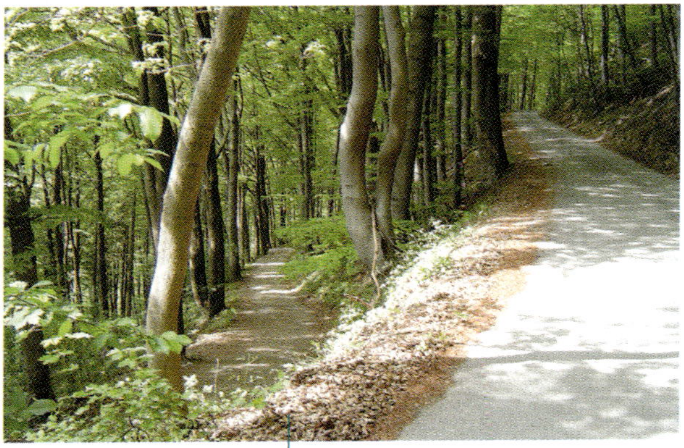

Eine Wanderung kann Nahrung für die Seele sein.

Man kann sich zurückziehen und ein schönes Buch lesen. Man kann täglich, mit einer geführten Gruppe oder allein, durch die wunderschöne Pyrmonter Waldeinsamkeit (550 Kilometer beschilderte Wanderwege) wandern. Auch das Qigong, das der chinesische Therapeut im Hause anbietet, unterstützt den körperlichen und seelischen Heilerfolg.

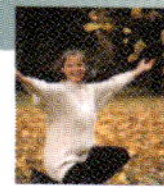

„Ein Mensch ist für mich gesund, wenn er in sich, mit sich, mit der Umwelt und mit dem Schöpfer in Harmonie ist", sagte der Wiener Arzt und Homöopath Professor Dr. Mathias Dorcsi, den ich bei einem Symposium im bayerischen Agatharied traf. Ein Weg, diese Harmonie wieder zu entdecken, ist sicher eine Heilfastenkur mit ihren begleitenden Angeboten.

Wie ist das, wenn man wieder zu Hause ist?

Viele Patienten gehen mit gemischten Gefühlen nach Hause. Einerseits ist da die Freude auf die Lieben daheim. Man fühlt sich jetzt gestärkt für die Aufgaben, die man für eine Zeit auf Eis gelegt hat. Man hat alle möglichen guten Vorsätze – und gleichzeitig das leichte Misstrauen sich selbst gegenüber, ob man das alles auch so durchziehen kann. Man will seine Ernährung total umstellen, jeden Tag zwei Stunden Sport treiben, alle Probleme sofort ausdiskutieren usw.

Mein Tipp: Seien Sie nicht so streng mit sich. Versuchen Sie nicht, ihre ganze Welt umzudrehen. Freuen Sie sich auch an kleinen Veränderungen – und dann auf die nächsten Veränderungen nach dem nächsten Heilfasten. Die können Sie dann auch durchhalten und zu einem tatsächlichen Bestandteil Ihres Leben machen.

Kann man nicht einfach zu Hause fasten?

Natürlich können Sie als Gesunder auch in Ihren eigenen vier Wänden fasten – vorausgesetzt natürlich, ein ausgebildeter fastenerfahrener Arzt überwacht Ihre Kur ambulant. Doch es fällt vieles weg, was das Heilfasten angenehm und effektvoll macht – vor allem für die Psyche.

Bei einer stationären Maßnahme machen Sie mal Pause von Ihren krank machenden Problemen. Zu Hause haben Sie keine Möglichkeit, richtig abzuschalten, Sie müssen Essenseinladungen absagen oder anderen beim Essen zuschauen. In der Klinik, in angenehmer, ruhiger Atmosphäre unter Gleichgesinnten fällt das Fasten viel leichter. „Dieses Eiserne könnte ich zu Hause nicht!" sagt ein Patient. Ein anderer: „Hier genieße ich die Ruhe, die wunderschöne Natur. Ich denke hier gar nicht ans Essen." Und eine Patientin meint: „Ich genieße es, aus meinem Trott einmal rauszukommen. Ich kann aktiv sein oder mich den ganzen Tag auf mein Zimmer zurückziehen. Alles ist okay."

Nicht zu verachten ist auch der „Verwöhneffekt": In der Klinik kümmert man sich rund um die Uhr um Sie. Morgens ein liebevoll servierter Tee ans Bett, der Leberwickel über die Mittagszeit, die herrliche Gemüsebrühe mittags – jeder hat ein offenes Ohr für Sie. Kein Aufräumen, keine Haushalts- oder Gesellschaftsverpflichtungen usw. Jetzt sind *Sie* mal der Mittelpunkt! Dieses Sich-fallen-lassen-Können ist ganz wichtig für die Entgiftungsvorgänge, die während des Fastens ablaufen.

Womit lassen sich die Kosten für eine stationäre Fastenmaßnahme erklären?

Das stationäre Durchführen des Fastens verursacht enorme Kosten, denn auch die „seelische Nahrung" hat ihren Preis: Die gepflegte Geborgenheit des Hauses, das ausgiebige, tägliche Unterhaltungs-, Informations- und Sportprogramm, der ständige Zimmer- und Arztservice erfordern einen sehr hohen Personalstand, abgesehen von den Anschaffungen und der Unterhaltung der technischen Einrichtungen des Gebäudes.

Die Zubereitung der Nahrung (vieles kommt aus dem hauseigenen Gemüsegarten oder aus kontrolliert ökologischem Anbau) in der Aufbauphase, die für jeden individuell gekocht wird, erfordert ebenfalls ein hohes Personalaufkommen; die Lebensmittel hierfür werden bewusst eingekauft, statt sie von einer „fremden" Fertigküche – sog. Catering – anliefern zu lassen.

Das Gemüse in der Aufbauphase wird frisch im hauseigenen Garten der Buchinger-Klinik geerntet.

Schließlich sind es die vielen netten Kleinigkeiten, die das Herz wärmen, wie z. B. das Fastenzeugnis, die Blumen – und die Anleitungen für eine bewusstere Lebensführung: „Ich habe bei Buchinger in Bad Pyrmont nicht nur abgenommen und entschlackt, ich habe auch viel für mein Leben gelernt: Eine neue bessere Ernährung, eine neue positive Lebensweise und eine ganz andere geistige Ausrichtung. Es gehört aber etwas Mut dazu," so eine Patientin.

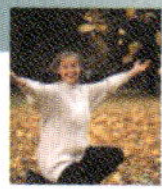

Wie ist es mit der Sexualität im Fasten?

Für Frau und Mann gilt: Der sexuelle Appetit (die Libido) ist durch Fasten gesteigert, das sexuelle Erleben beider wird intensiviert. Also ist ein Heilfasten in dieser Hinsicht auch ein Gewinn für beide. Wir wissen aus den vielen Jahrzehnten Heilfastenerfahrung auch, dass ein bestehender Kinderwunsch durch die Fastenwirkung erfüllbar werden kann. Besteht allerdings kein Kinderwunsch und wird deswegen die „Antibabypille" genommen, dann sollte während des Heilfastens besser zusätzlich verhütet werden, z. B. mit Kondomen.

Gibt es einen Verjüngungseffekt durch Heilfasten?

Es ist nachgewiesen, dass durch Heilfasten und anschließende „normale" (eher knappere) Ernährung Zellalterungsprozesse aufgehalten werden, was insgesamt bremsend auf Alterungsvorgänge einwirkt. Man kann Heilfasten daher auch als „Anti-Aging-Maßnahme" bezeichnen.

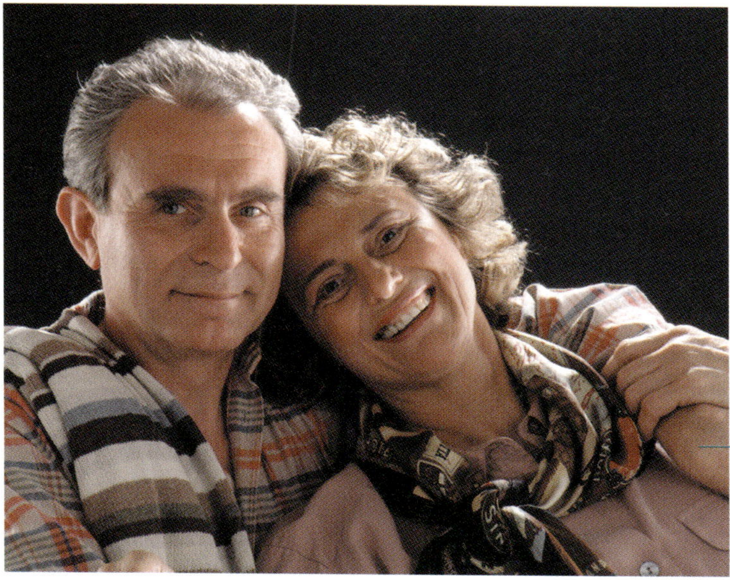

Regelmäßiges Fasten verlangsamt den Alterungsprozess spürbar.

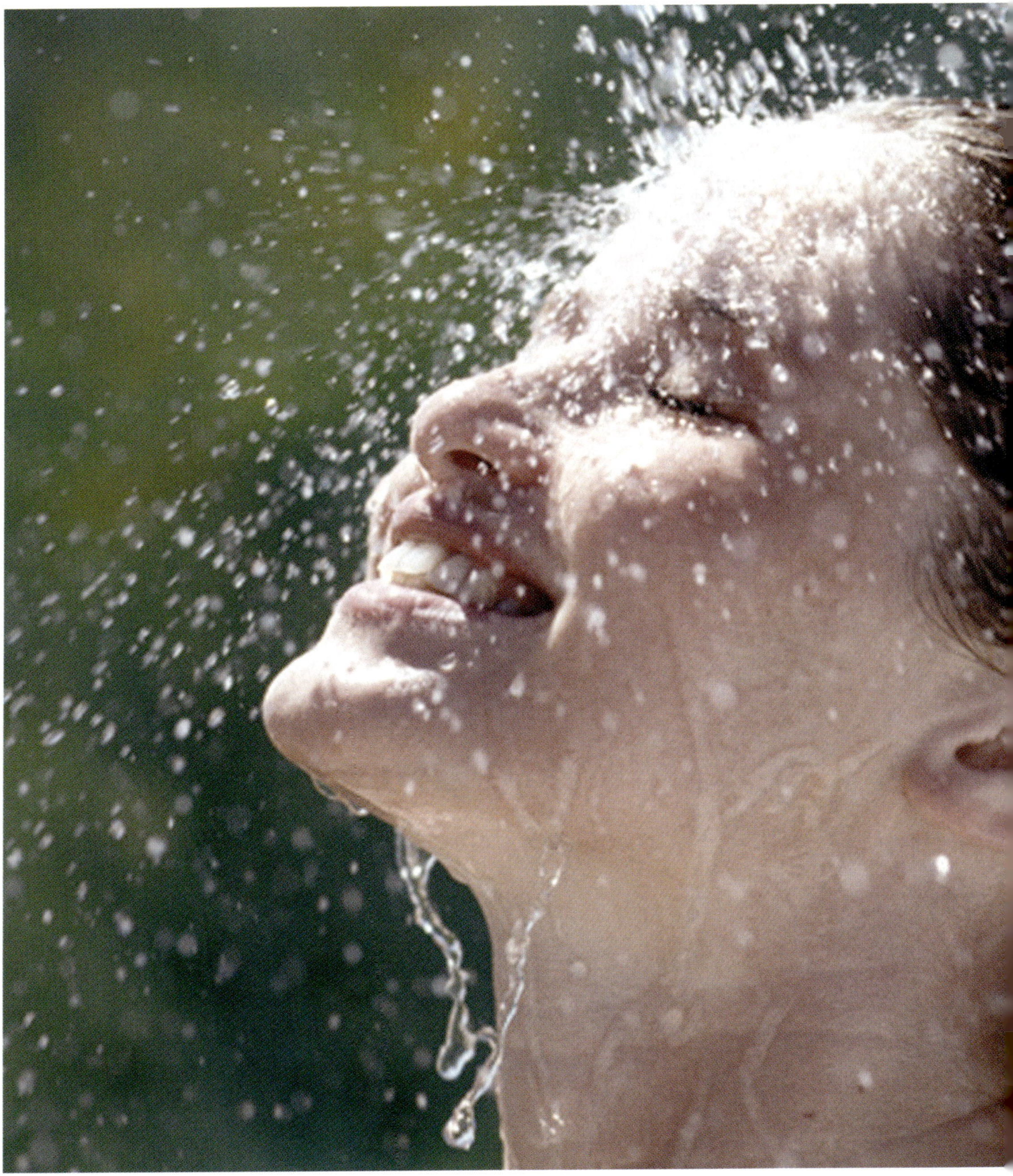

Begleittherapien des Fastens

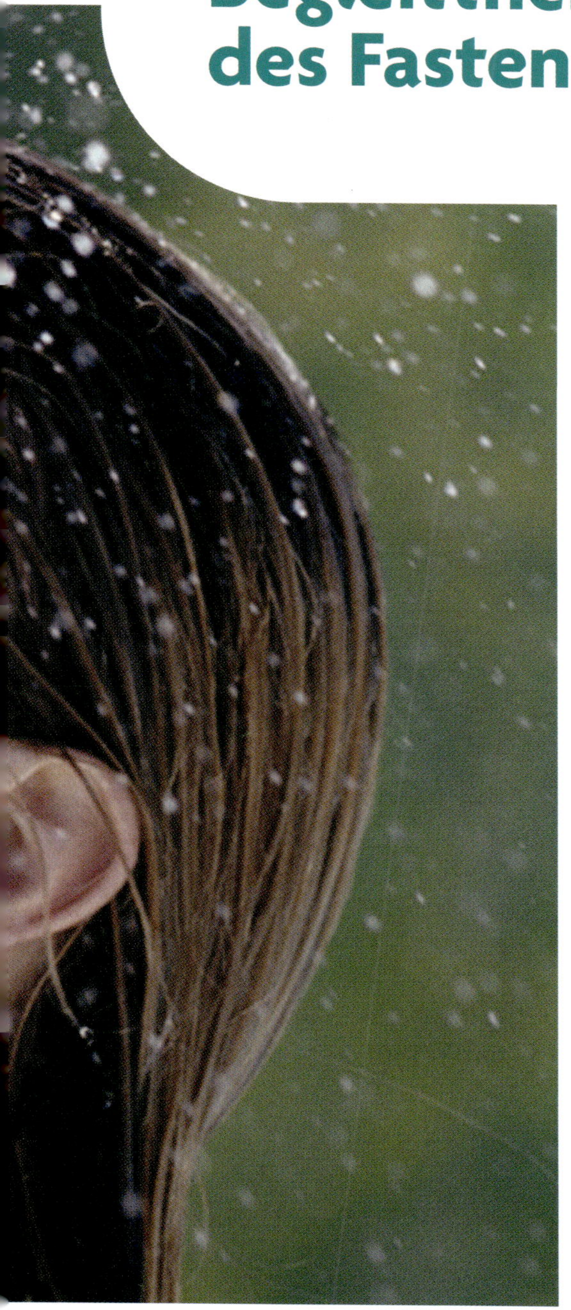

Heilfasten führt zu einer größeren Offenheit – sehr oft auch zu einer Öffnung des Patienten selbst, der dann evtl. auch lang Verborgenes preisgibt. Hier ist der behandelnde Arzt ganz gefordert. Die Weiterbildung in Gesundheitsfragen ist erwünscht, und zwar im ganzheitlichen Sinne: Körper – Seele – Geist!

Im folgenden Kapitel werden Ihnen die wichtigsten Begleittherapien des stationären Fastens vorgestellt. Sie unterstützen beim Fasten und eröffnen neue Möglichkeiten zur persönlichen Weiterentwicklung.

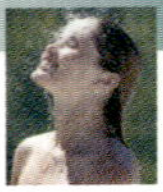

Das tut der Seele gut ...

Gespräche

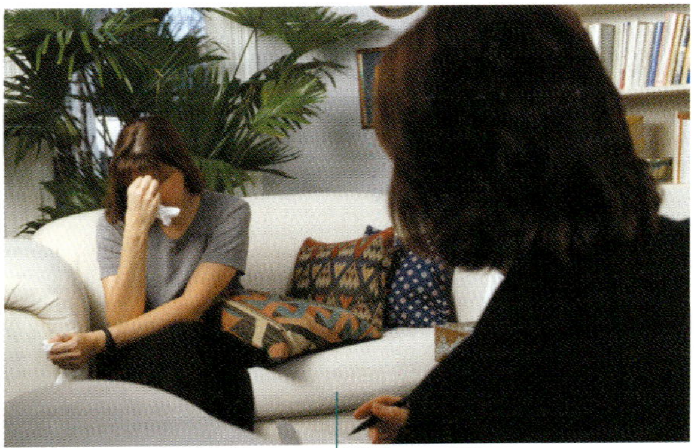

Viele Menschen öffnen sich beim Fasten – und finden wieder Zugang zu ihrem Inneren.

Die wichtigste Begleittherapie beim Fasten sind Gespräche, bei dem der/die Ärztin/Arzt zuhört, bevor sie/er Ratschläge erteilt. Diese Gespräche beginnen schon mit der Anamneseerhebung. Hier gibt der Patient bereits sehr vieles preis, was im Zusammenhang mit seinem Zustand steht.

Gespräche beinhalten immer auch Ratschläge, die umsetzbar sind, z. B. Verhaltensänderungen betreffend. Außer den Gesprächen werden beim stationären Fasten bewusstseinsbildende Maßnahmen (Vorträge, Meditationen) angeboten.

Gefühl des Geborgenseins

Ein weiterer wichtiger Bestandteil ist das Geborgensein: Durch den 24-Stunden-Arztdienst und dadurch, dass z. B. evtl. Beschwerden des Patienten vom Arzt, von der Stationsschwester bis hin zu den einzelnen Therapiebereichen ernst genommen werden, wird das „sich wohl und geborgen fühlen“ enorm gefördert. Es ist selbstverständlich, dass mancher Patient aus der therapeutischen Situation heraus gute tröstliche Worte, „Streicheleinheiten“ benötigt. Wer wird denn heutzutage noch liebevoll umsorgt? Wer kann sich fallen lassen und wird liebevoll aufgefangen?

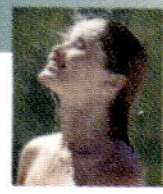

... und das dem Körper

Ernährungsmedizin, „ganzheitliche Diätetik“

Mit diesem Begriff meinen wir eine Vollwerternährung, basierend auf der „Gießener Formel“ (UGB):

- Bevorzugung pflanzlicher Lebensmittel,
- Bevorzugung gering verarbeiteter Lebensmittel (Lebensmittel so natürlich wie möglich),
- reichlicher Verzehr unerhitzter Frischkost,
- Zubereitung genussvoller Speisen aus frischen Lebensmitteln,
- möglichst ausschließliche Verwendung von Erzeugnissen aus anerkannt ökologischer Landwirtschaft,
- Bevorzugung landwirtschaftlicher Erzeugnisse, die unter sozialverträglichen Bedingungen erzeugt, verarbeitet und vermarktet werden,
- Vermeidung von Nahrungsmitteln aus bestimmten Technologien (Gentechnik, Designer-Food, Lebensmittelbestrahlung),
- Vermeidung von Nahrungsmitteln mit Zusatzstoffen.

Bei der Hinführung zur Vollwerternährung werden die Möglichkeiten einer erfahrenen Vollwertküche genutzt: Eine geschulte „Küchenmannschaft“ – Diätköche, Dipl.-Ökotrophologen oder Diätassistenten – geben theoretischen und praktischen Unterricht in gesunder Ernährung. Empfohlen wird eine überwiegend pflanzliche Kost, die nicht zu stark verarbeitet und teilweise in roher Form verzehrt werden sollte. Die Kost wird im eigenen Garten der Klinik geerntet. Darüber hinaus werden Nahrungsmittel aus einem nahe gelegenen, kontrolliert ökologisch arbeitenden landwirtschaftlichen Betrieb frisch verarbeitet.

Gleichzeitig finden durch eine Dipl.-Psychologin angeleitete „Ess-Seminare“ statt. Zusammen mit den Ausführungen der ÄrztInnen, der Ökotrophologin und der dätetisch geschulten Köche ergibt sich eine Verdichtung des gesundheitsrelevanten Wissens. Dieses setzt die/den Teilnehmer in die Lage, seine gesundheitserhaltenden Maßnahmen in Zukunft selbst zu gestalten.

Unterstützung der Entgiftung

Darmeinläufe

INFO

Ein Einlauf ist kein „Muss“ und kann durch andere Maßnahmen ersetzt werden, falls dagegen Bedenken bestehen. Sollte eine Colon-Hydrotherapie durchgeführt werden, erübrigt sich der Einlauf.

Da der Darm manchmal auch nach der „Glaubersalzprozedur“ noch Stuhlreste enthält, wird jeden 2. Tag ein Einlauf durchgeführt. Die im Darm befindlichen Stuhlreste können gären und faulen, dadurch entstehen giftige Substanzen (z. B. Ammoniak, Fuselalkohole), die ihrerseits u. a. den Hirn- und Leberstoffwechsel belasten, Kopfschmerzen auslösen und allergische Reaktionen begünstigen können. Der Einlauf wird mittels eines Irrigators (= flexibles Einmal-Darmrohr) und mit einem Liter handwarmem Wasser von der Stationsschwester durchgeführt.

Gut zu wissen

Wenn der Darm das „Trinken“ übernimmt ...

Kommt ein Einlauf nicht zurück, so ist das kein Grund zur Verzweiflung: Das kann ein Hinweis auf eine zu geringe Tages-Trinkmenge sein. Der Dickdarm hat dann stattdessen „getrunken“ (die Aufgabe des Dickdarms ist unter anderem die Regulation des Flüssigkeitshaushaltes).

Colon-Hydrotherapie (CHT)

Die Colon-Hydrotherapie ist ein sanftes „Auswaschen“ des Dickdarmes mit klarem, meist körperwarmem Wasser. Verwendet wird dazu ein Gerät, welches durch eine ausgeklügelte Technik z. B. sowohl den Druck der Spülflüssigkeit als auch die Temperatur kontrollieren kann. Zudem ist das System vollkommen geruchsfrei.

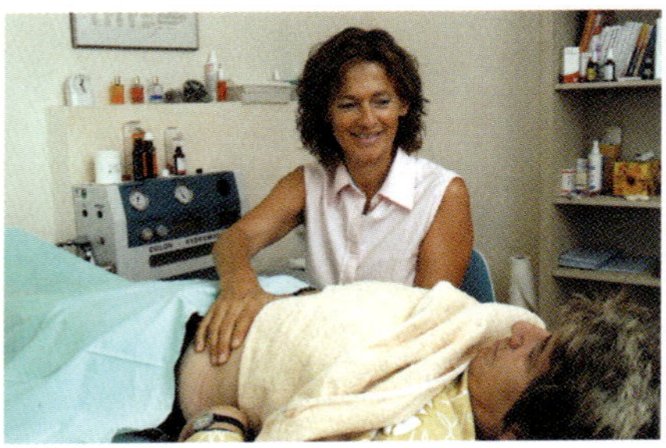

Die CHT ist keine reine und distanzierte Gerätemedizin, sondern die/der TherapeutIn sitzt ständig dabei und überwacht den Vorgang. Während des ca. einstündigen Spülvorganges (Einfluss/Ausfluss wechseln sich ab) findet eine Darmmassage statt, um auch dadurch Stuhlreste von der Darmwand zu lösen.

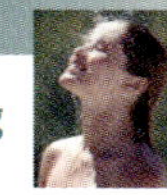

Anwendung (Auswahl): verschiedene Darmerkrankungen (Stuhlverstopfung, Blähsucht, chronischer Durchfall, schlaffer Dickdarm, nervöser Darm, verkrampfter Dickdarm), entzündliche Darmerkrankungen im schubfreien Zeitraum, Darmpilze; chronische Polyarthritis; allergische Erkrankungen; Hauterkrankungen mit Juckreiz, Akne; Nesselsucht; allergische Hauterkrankungen; Bronchialasthma; hoher und niedriger Blutdruck; allgemeine Entgiftung.

Nicht angewandt werden sollte die CHT bei schweren Gefäßerkrankungen im Bauchraum, Blutarmut, akuten Darmentzündungen, nach frischen Darmoperationen, „Fissuren und Fisteln“, Blutungen im Magen-Darmbereich, entzündeten Hämorrhoiden, Schwangerschaft, schwerer Herzschwäche, Schrumpfleber, großen Bauchwandbrüchen.

Leberwickel (Prießnitz-Wickel)

Der Leberwickel wird von der Stationsschwester jeden 2. Tag im Wechsel mit dem Einlauf in der Mittagszeit zwischen 12 und 13 Uhr angelegt. Es handelt sich um einen kalt-nassen oder warm-nassen Leberumschlag. Vorher sollten Blase und Darm entleert werden. Die Stationsschwester legt ein mit kaltem oder warmem Wasser getränktes Leintuch auf die Lebergegend (rechter Oberbauch). Dieses nasse Tuch wird mit einem Frottiertuch abgedeckt und anschließend wird ein „Moltontuch“ über die Packung um den Leib des Patienten gewickelt. Der Wickel bleibt ca. 45–60 Minuten liegen.

INFO

Normalerweise wird der Wickel nach ca. 10 Minuten als wohlig warm empfunden.
Der Leberwickel dient der „Leberentgiftung“.

Kohlwickel

Dieser Wickel wirkt ausleitend, schmerzlindernd und entzündungshemmend. Man nimmt die Mittelrippe eines frischen, aus kontrolliert ökologischem Anbau stammenden Weißkohls. Die Blätter werden mit einer Glasflasche gut gequetscht, dachziegelartig auf die betroffene Körperpartie gelegt und mit einer Binde oder einem Tuch befestigt. Einwirkungsdauer: 1–2 Stunden. Anwendung vor allem bei subakuten und chronischen Entzündungen.

Die Roeder-Methode

Dr. Heinrich Roeder (Internist/Neurologe, Wuppertal-Elberfeld, 1866–1918) entwickelte 1912 seine These von der zentralen Stellung der Mandeln im Lymphgefäßsystem und im ganzen Organismus. Damals war eine Frau als Patientin zu ihm gekommen, die über die bekannten übel riechenden Pfröpfe auf den Mandeln klagte und ihn bat, diese zu entfernen. Roeder hatte gerade die so genannte Bier'sche Saugglocke zur Hand und entfernte die Pfröpfe. Die Frau kam bald danach wieder und wollte eine neuerliche Behandlung – dies, obwohl die Mandeln ja ganz sauber waren. Die Behandlung habe ihr einfach gut getan. Sie berichtete, dass ihre, sie täglich quälenden Magenkrämpfe danach für ein paar Tage verschwunden gewesen seien. Jetzt hätten sie allerdings wieder begonnen. Nach der erneuten Behandlung waren die Magenbeschwerden für immer verschwunden.

Die Roeder-Methode wird mit drei Instrumenten durchgeführt:

- mit einem Tabakpfeife-ähnlichen Gerät aus Glas, an dessen offenem Ende ein dickwandiger Gummiball sitzt;
- mit einem, am freien Ende um 90° gebogenen Haken (aus Edelstahl – rostfrei); dieses freie Ende besitzt ein Gewinde und am anderen Ende ist der Draht griffig rund geformt;
- mit einem geraden Stab (aus Edelstahl – rostfrei), ebenfalls mit einem Gewinde am freien Ende; das andere Ende ist ebenfalls griffig rund geformt.

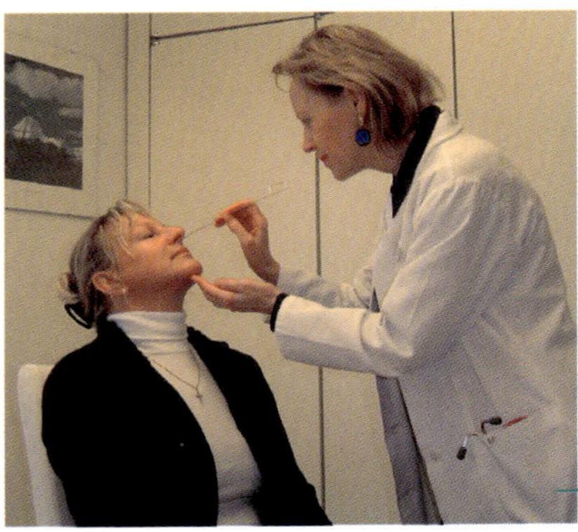

Der erste Teil der Roeder-Methode besteht im massierenden, kräftigen Aussaugen der Gaumenmandeln. Dazu wird das offene Ende (der Saugkopf) mit Baumwollwatte gestopft. Vor der Behandlung wird die Watte in eine spezielle mentholhaltige Tinktur getaucht. Sehr oft findet man nach der Behandlung in dem mit Watte gefüllten Kopf die erwähnten „Pfröpfe".

Die Oberärztin der Buchinger-Klinik, Dr. Valerie Nikolai beim „Roedern" einer Patientin.

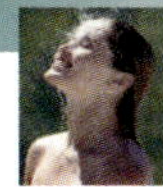

Beim zweiten Teil des Roeder-Verfahrens wird der Haken (nachdem die Spitze mit Watte umwickelt und in die Lösung getaucht wurde) in die Mundhöhle geführt und hinter dem Zäpfchen aufgerichtet. Danach wird mit massierenden Bewegungen der mit Watte umwickelten Spitze das Rachendach massiert.

Der dritte Teil beinhaltet die Wischmassage der beiden Nasengänge mittels des geraden Instruments, dessen freies Ende wiederum mit Watte umwickelt ist (und dann vor der Behandlung in die Lösung getaucht wird). Wenn man sich an der Anatomie der Nase orientiert, kann man jeweils über die beiden mittleren Nasengänge bis an das Rachendach gelangen und dort massieren. Diese Behandlung kann man auch als „Nasen-Reflexzonenmassage" bezeichnen.

Gut zu wissen

Ziele der Roeder-Methode

1. Beseitigung einer lymphatischen Ausscheidungsbehinderung mit gleichzeitiger Anregung der Infektabwehr genau im behandelten Bereich, den oberen Atemwegen (=Eintrittspforte für Erreger).
2. Anregung des Kreislaufs durch Stimulierung des parasympathischen Nervensystems mit allgemein belebender Wirkung (besonders von Fastenden so empfunden), welche intensiviert wird durch die Inhaltsstoffe der „Roeder-Lösung" (z.B. Eukalyptusöl). Über Reflexbögen werden auch Funktionsstörungen im Bauch- und Beckenraum beeinflusst.
3. Förderung der lymphatischen Funktion und der Durchblutung der Mandeln.

Die Roeder-Methode wird in unserer Klinik dreimal wöchentlich angeboten und durchgeführt. Weitere Informationen zur Therapie können Sie dem Buch „Die Roeder-Methode" von Dr. Otto Buchinger (erschienen im Haug Verlag) entnehmen.

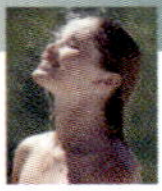

Arznei beim Fasten

Gut zu wissen

Mitgebrachte Medikamente

Sind Medikamente lebensnotwendig (z. B. Herzkranzgefäßerkrankung), dürfen sie auf keinen Fall im Fasten abgesetzt werden (falls Fasten überhaupt möglich ist)!

Beta-Blocker

Nie plötzlich absetzen (Gefahr des sog. Rebound-Phänomens), allenfalls unter Blutdruckkontrollen und Erfassung des Befindens langsam „herunterdosieren".

ACE-Hemmer und andere blutdruckregulierende Präparate

Hier ist gewissenhaftes Handeln gefordert. Meiner Erfahrung nach können z. B. ACE-Hemmer im Fasten recht bald abgesetzt werden. Ansonsten müssen Rücksprache und Überwachung erfolgen!

„Herzmittel"

Das können Beta-Blocker, Antiarrhythmika (gegen Herzrhythmusstörungen), Nitro-Präparate usw. sein – sie sollten nicht abgesetzt werden! Wenn Fasten in diesen Fällen möglich ist, dann nur unter strengster ärztlich-klinischer Aufsicht!

Asthmamittel

Das sind Sprays, Pulver, Tabletten mit unterschiedlichen Wirkstoffen – nicht absetzen! Wenn Fasten möglich ist, dann nur unter ärztlich-klinischer Aufsicht!

Entwässerungsmittel (Diuretika)

Diese Medikamente können in den meisten Fällen abgesetzt werden, da mit dem Fasten ohnehin eine Entwässerung einhergeht. Kombinationspräparate mit Diuretikaanteil müssen gefühlvoll herunterdosiert werden.

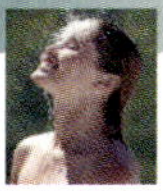

Nie Entwässerungsmittel aus kosmetischen Gründen!

Gut zu wissen

Nicht selten werden Entwässerungsmittel (die nicht vom Hausarzt verordnet wurden) aus kosmetischen Gründen genommen. Dies wird leider häufig verschwiegen, evtl. fallen dann nur ein niedriger Kalium- und ein erhöhter Harnsäurewert im Blut auf. Dies kann auch bei Gesunden z. B. zu tödlichen Herzrhythmusstörungen und anderen ernsteren Problemen führen!

Orale Antidiabetika („Zuckertabletten")

Das folgende Vorgehen kann nur unter engmaschiger ärztlicher Aufsicht – am besten in einer Spezialklinik – durchgeführt werden!

Blutzuckersenkende Tabletten sind in den meisten Fällen schon zu Beginn des Fastens abzusetzen, da sonst Unterzuckerungen drohen (bei Glibenclamid u. a. bis zu 14 Tage nach Absetzen möglich). Insulin soweit möglich nur unter laufenden Kontrollen des Blutzuckertagesprofils herunterdosieren u. evtl. dann absetzen.

Bei Diabetikern im Heilfasten muss der Serum-Kaliumwert und das EKG immer zu Beginn und evtl. zwischendurch kontrolliert und der Kaliumwert ggf. korrigiert werden. Blutzuckertagesprofile sind bei Diabetikern unerlässlich!

INFO

Diese Angaben beziehen sich auf Typ-2-Diabetiker – Typ-1-Diabetiker dürfen nicht fasten!

Kortisonpräparate

Die Anwendung von Methoden der Naturheilverfahren setzt immer einen „regulationsfähigen" Organismus voraus. Damit werte ich auf keinen Fall die Notwendigkeit von Kortisongaben bei bestimmten Erkrankungen herab. Hier steht nur die Frage der Anwendung von Naturheilverfahren unter Kortison zur Debatte.

INFO

Hoch dosiertes Kortison führt zu einer „Regulationsstarre", d. h. der Organismus kann nicht mehr auf die ihm angebotenen Reize adäquat reagieren.

Harnsäuresenkende Präparate

Bei ohnehin dazu disponierten Personen ist die Anwendung von harnsäuresenkenden Mitteln auch im Fasten unerlässlich, da die Harnsäure noch weiter ansteigt. Nebenwirkungen (allergische Hautreaktion) habe ich in meiner Tätigkeit in der Klinik Dr. Buchinger seit 1988 erst einmal gesehen. Wurde ein solches Präparat mitgebracht, so darf man es keinesfalls absetzen, eher muss die Dosierung noch erhöht werden.

Blutverdünnungsmittel

Die niedrig dosierte Form der Acetylsalicylsäure ist unproblematisch, und häufig aus wichtigem Grund verordnet. Anders sieht das mit Cumarin-Abkömmlingen aus: Hier kann nur unter stationärer, engmaschiger Kontrolle der entsprechenden Blutgerinnungswerte (Quick/INR) gefastet werden. Manchmal macht die Grunderkrankung jedoch ein Fasten unmöglich.

„Rheumamittel", Schmerzmittel

Hier muss von Fall zu Fall entschieden werden. Sie können meistens ohne Probleme abgesetzt werden. „Kopfschmerzmittel", die eine Vielzahl von Einzelstoffen enthalten, sollten überhaupt nicht mehr verordnet werden.

Hormonersetzende Mittel (Hormone im Klimakterium)

Normalerweise gibt es hierdurch keine Probleme im Fasten. Ein vorübergehendes Aussetzen kann unter Berücksichtigung aller Hintergründe diskutiert werden.

Im Heilfasten gebräuchliche Medikamente (Auswahl)

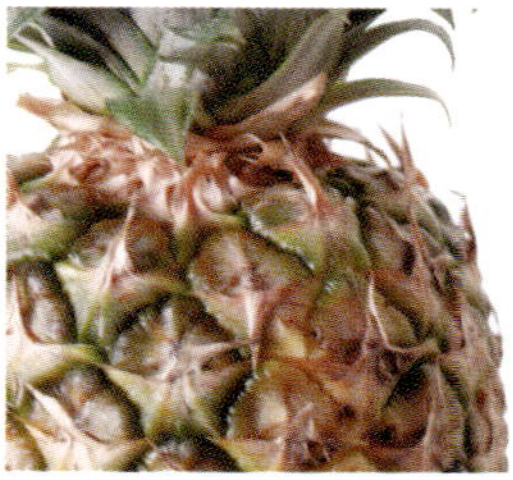

Bei rheumatischen Beschwerden helfen Ananasenzyme

Hilfreich beim Fasten ist die Anwendung eines Medikaments, das sowohl Kalium als auch Magnesium enthält. Insbesondere bei Diabetikern kann damit Herzrhythmusstörungen vorgebeugt werden. Fastende, die Entwässerungsmittel nehmen, leiden häufig unter Kaliummangelzuständen, sodass auch hier die Gabe von Kalium bzw. Magnesium wichtig ist.

Gelegentlich ergibt sich aus der Vorgeschichte und den Beschwerden, dass die „Darmflora" nicht in Ordnung ist. Dann verordne ich Medikamente für den Aufbau der Darmflora.

Bei Beschwerden des Bewegungsapparates können z.B. Ananasenzyme (Bromelain) hilfreich sein, evtl. zusammen mit Teufelskrallenextrakt.

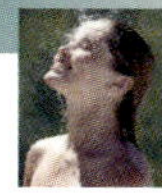

Homöopathie

Der Arzt, Apotheker und Chemiker Dr. Samuel Hahnemann (1755–1843) ist der Begründer der Homöopathie (auch diese Bezeichnung stammt von ihm). Als Gegensatz dazu nannte er die chemische Therapie „Allopathie".

1796 veröffentlichte Hahnemann erstmals seine grundlegenden, damals revolutionären Gedanken der Homöopathie. In der Homöopathie wird eine Krankheit mit einem Arzneimittel behandelt, welches am gesunden Menschen ähnliche Erscheinungen, ein „ähnliches Leiden", hervorruft wie diese. Dieser Ähnlichkeitsgrundsatz ist zum Fundament der Homöopathie geworden. Wörtlich nach Hahnemann: „Similia similibus curentur", also „Ähnliches werde durch Ähnliches geheilt". Das heißt, dass das durch genaues Befragen des Patienten gefundene Arzneimittel in besonderer, potenzierter Form verabreicht die Krankheit zu heilen vermag.

Ziel der homöopathischen Behandlung ist die Stimulierung der selbstregulatorischen Aktivität des Organismus und damit die Wiederherstellung des inneren und äußeren Gleichgewichtes des Menschen. Durch die Auseinandersetzung mit dem gesetzten Reiz wird der Organismus in die Lage versetzt, die eigentlich zu behandelnde Krankheit aus eigener Kraft zu bekämpfen. Das Arzneimittel aktiviert sozusagen den „inneren Arzt".

Für eine homöopathische Behandlung eignen sich alle Krankheiten, die der Selbstregulation durch den Organismus noch zugänglich sind. Meistens sind das Funktionsstörungen, bei denen noch keine bleibenden organischen Veränderungen eingetreten sind, aber auch akute Infekte.

Im Heilfasten ist die selbstregulatorische Aktivität des Organismus stimuliert. Hier greift die Homöopathie idealerweise fördernd ein. Im Fasten werden Homöopathika in folgenden Bereichen individuell eingsetzt: zur Förderung des Schlafes, bei Krämpfen der Wadenmuskulatur, bei „unruhigen Beinen" (restless legs) usw.

INFO

Die Homöopathie sollte nicht als Gegensatz zur schulmedizinischen Therapie gesehen werden, sondern als ergänzendes Verfahren.

Homöopathika werden häufig in Form von Streukügelchen verabeicht.

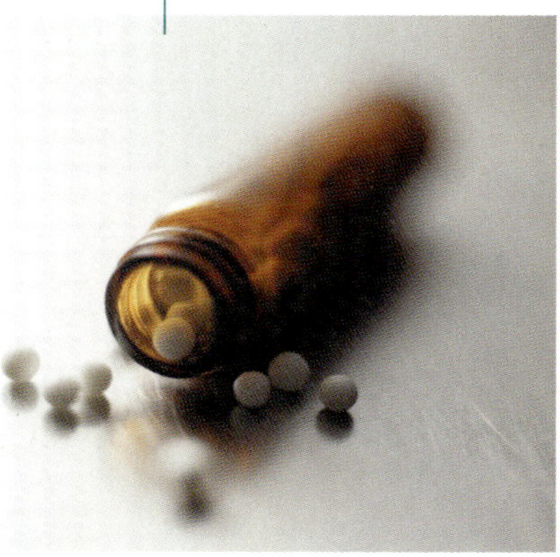

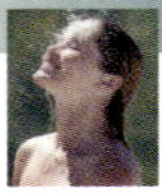

Phytotherapie (Pflanzenheilkunde)

In der Pflanzenheilkunde unterscheidet man zwischen den „forte"-Mitteln (den starken, rezeptpflichtigen Mitteln), die nur mit Vorsicht verwendet werden, und den „mite-" Mitteln (den milden), die den Hauptanteil aller Pflanzenheilmittel darstellen. Wir behandeln fast nur mit den milden Pflanzenmitteln. Typisches Beispiel hierfür ist die Linderung einer einfachen (nicht z.B. durch *Helicobacter* verursachten) Magenschleimhautentzündung mit einem Tee aus Kamillenblüten.

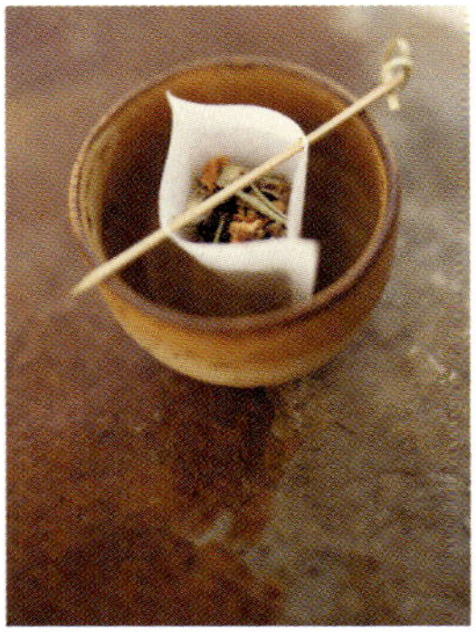

Bei Tees werden die Pflanzenteile mit heißem Wasser überbrüht und einige Zeit stehen gelassen.

Es gibt verschiedene Zubereitungsformen der Pflanzenheilmittel:

- Dekokt: Abkochung mit Wasser bei harten Bestandteilen (z.B. Wurzeln)
- Extrakt: konzentrierter Pflanzenauszug mit wässrigen, alkoholischen oder ätherischen Lösungsmitteln
- Aufguss mit kochendem Wasser bei zarten Bestandteilen (z.B. Blüten)
- Pulver: pulverisierte Pflanzen oder Pflanzenbestandteile
- Teegemisch: Mischung zerkleinerter oder ganzer Pflanzenteile, Zubereitung meist als Aufguss mit kochendem Wasser oder auch als Abkochung mit Wasser, oder als Kaltwasserauszug – je nach Beschaffenheit der Pflanze oder der Droge daraus
- Tinktur: dünnflüssiger Drogenauszug
- Salbe: streichfertige Zubereitung zur äußeren Anwendung
- Sirup: dickflüssige Zuckerlösung mit Wasser, Wein oder Alkohol und Drogenauszügen
- Kaltwasserauszug meistens bei schleimhaltigen Drogen sowie Baldrian.

Gut zu wissen

Langsamer Wirkungseintritt

Die Wirkung tritt bei den milden Pflanzenarzneien manchmal verzögert ein. Der Patient sollte deshalb etwas Geduld aufbringen.

Pflanzenheilmittel werden im Unterschied zu Homöopathika wie schulmedizinische Arzneimittel verabreicht.

Anwendungsgebiete: Erkältungskrankheiten; Stärkung des Immunsystems; Gabe bei Magen-Darm-Erkrankungen, Leber-Galle; Stärkung des Herz-Kreislauf-Systems; Beschwerden in den Harnwegen; Schlafstörungen; bei leichten Depressionen.

Im Fasten häufige Anwendung von z.B. Schlaftees bei Schlafstörungen; von Extrakten bei Schlafstörungen, leichten Depressionen, Magen-/Darm-Problemen.

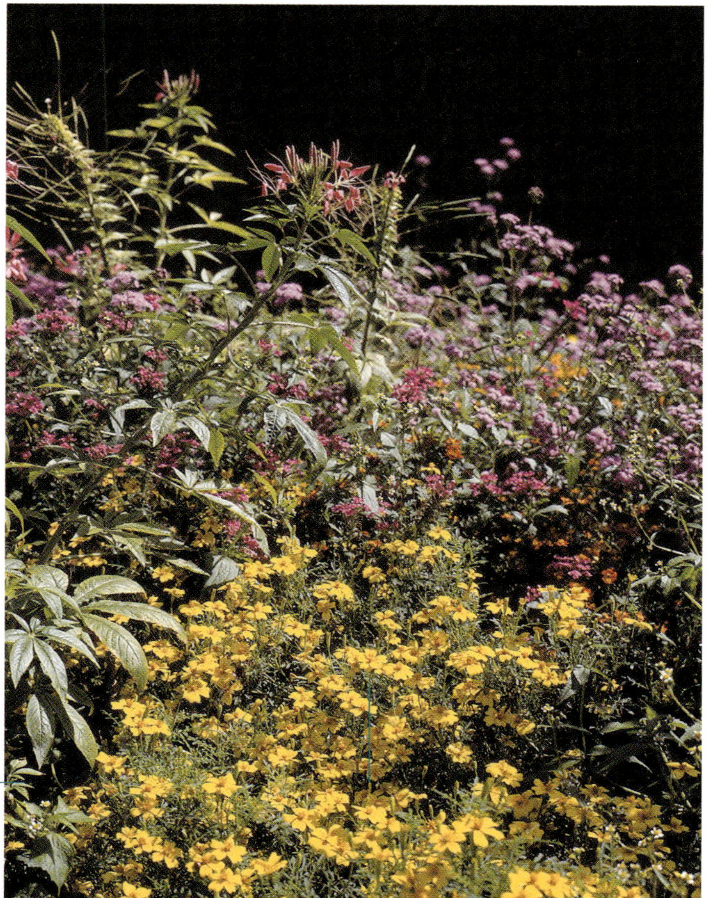

Eine Vielzahl von Pflanzen wird in der Phytotherapie zu Heilzwecken verwendet.

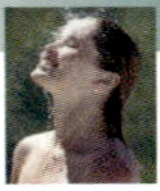

Physikalische Therapien

Kneipp-Verfahren

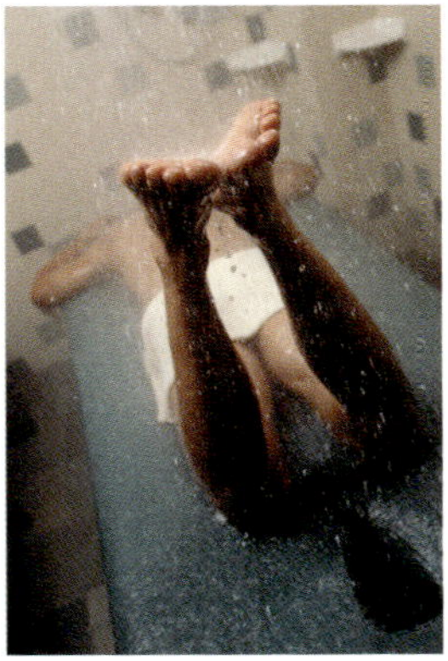

Die nach dem Pfarrer Sebastian Kneipp (1821–1897, Bad Wörishofen) entwickelten Verfahren sind die klassischen Naturheilverfahren im engeren Sinne. Hierbei handelt es sich vor allem um die Anwendung von Wasser- und/oder Temperaturreizen zur Heilung von Krankheiten, zur Linderung von Beschwerden oder einfach nur zur Vorbeugung.

Die Kneipp-Therapie ist jedoch ein komplexes System und ruht auf den folgenden fünf Säulen:

- Ordnungstherapie: Umfasst psychosomatische, rhythmische, soziale, kulturelle, politische, ökonomische und ökologische Aspekte. Sie stellt somit ein umfassendes ganzheitliches Behandlungsprinzip der Naturheilverfahren dar.
- Ernährungstherapie: Lehre von der Ernährung des gesunden und des kranken Menschen einschließlich der krankheitsvorbeugenden Ernährung.
- Bewegungstherapie (Krankengymnastik): Behandlung von Erkrankungen oder Störungen von Organsystemen, des Stütz- und Bewegungsapparates und psychosomatischer Erkrankungen durch allgemeine und gezielte körperliche Aktivität.
- Pflanzenheilkunde (s. Seite 98).
- Hydrotherapie: Methodische Anwendung von Wasser verschiedener Temperatur und Erscheinungsform: fest (Kältetherapie), flüssig (Wasser oder wasserhaltige, kalte oder warme Stoffe), oder als Wasserdampf. Zur Hydrotherapie gehören Waschungen, Wickel und Auflagen, Packungen, Gussbehandlungen, medizinische Bäder mit Zusätzen und Teilbäder.

Mit dieser Aufzählung ist auch schon ein Teil des Therapiespektrums der Klinik Dr. Otto Buchinger genannt, auch wenn diese Maßnahmen dort nicht ausdrücklich unter der Rubrik „Kneipp" geführt werden.

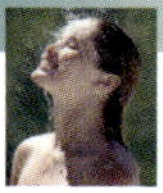

Wir therapieren nach ordnungstherapeutischen Gesichtspunkten ganzheitlich. Ebenso finden die Ernährungstherapie, die Bewegungstherapie, die Pflanzenheilkunde und die Hydrotherapie seit 1920 Verwendung, immer zum Wohl der Patienten. Diese Verfahren sind unverzichtbar.

Gut zu wissen

Beziehung von Reiz und Reaktion

Bei allen physikalischen Therapien kommt die Beziehung Reiz – Reaktion zum Tragen:

- Schwache Reize fördern die Reaktion des Organismus
- Starke Reize hemmen die erwünschte Reaktion
- Extrem starke Reize lähmen die Reaktion!

Bäder

Es gibt Vollbäder und Teilbäder, mit und ohne Zusätze (Mineralsalze, z. B. Sole, oder Kräuterextrakte wie z. B. Fichtennadel) oder angereichert mit Sauerstoff oder Kohlendioxid. Bäder können kalt, temperiert, warm, als Wechsel-, als ansteigende oder als Überwärmungsbäder verabreicht werden.

Güsse

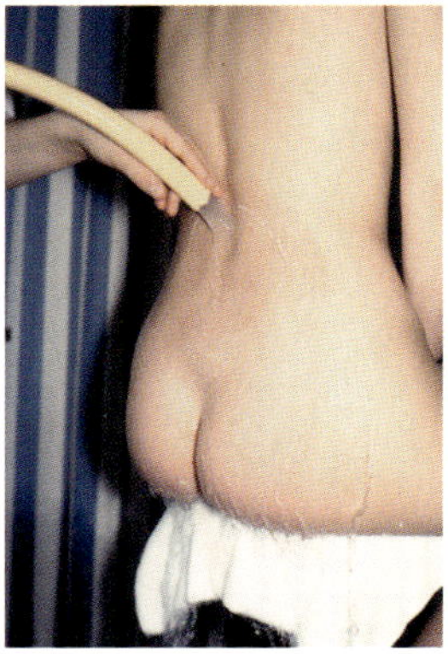

Güsse werden mit einem Schlauch verabreicht. Das Wasser soll die Haut in einem „Wassermantel" weich umspülen. Der Guss sollte immer von den Gliedmaßen zum Körperzentrum (Herz) erfolgen. Vor dem Guss muss der Patient warm und die zu begießende Region trocken sein. Ein Guss darf nicht unmittelbar nach einer Mahlzeit erfolgen.

Nach dem Guss wird das Wasser nur abgestreift, nicht abgetrocknet. Nach dem Anziehen muss Erwärmung durch körperliche Bewegung erfolgen. Es gibt unterschiedlichste Gussarten und Gusstechniken (z. B. Kneipp-Güsse), die je nach Indikation und angestrebter Wirkung verordnet werden.

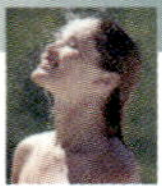

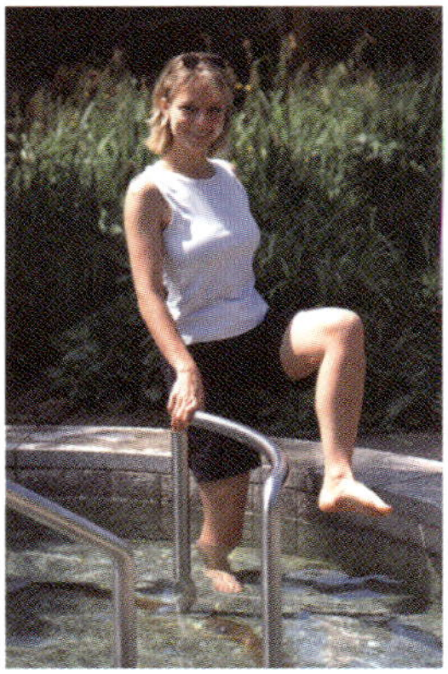

Wassertreten, Tautreten

Wassertreten findet im Storchengang im wadenhohen Wasser in einem speziellen Tretbecken statt, und sollte 30–60 Sekunden dauern. Danach Wasser abstreifen (nicht abtrocknen), Woll- oder Baumwollstrümpfe anziehen und durch Bewegung erwärmen.

Tautreten (und Schneegehen): Mit erwärmten Füßen (bei Schnee einige Sekunden, im Tau 5 Minuten) morgens durch den Schnee oder über die Wiese gehen, anschließend Verhalten wie nach dem Wassertreten.

Schiele-Kreislaufgerät

Dieses Gerät sieht wie eine größere Fußwanne aus Edelstahl aus. Am Boden befindet sich ein Rost, auf den beide Füße gestellt werden. Es wird Wasser von ca. 35 °C hineingefüllt, evtl. mit Zusatz, dann wird das Gerät angeschaltet. Von nun an erhitzt sich das Wasser stufenweise innerhalb von 20 Minuten selbsttätig bis auf Temperaturen von 40 °C bis max. 45 °C, je nach Verträglichkeit. Dauer: ca. 20 Minuten. Bei der „Schiele-Kur" handelt es sich um ein passives Kreislauftraining, das auf die kleinsten Gefäße wirkt.

Wirkt durchblutungsfördernd, beruhigend, kreislaufstabilisierend und bei hohem Blutdruck blutdrucksenkend. Mit verschiedenen Badezusätzen lassen sich verschiedene Indikationen behandeln, z. B. Stressfolgen, klimakterische Beschwerden, Sinusitis, versch. Kopfschmerzen.

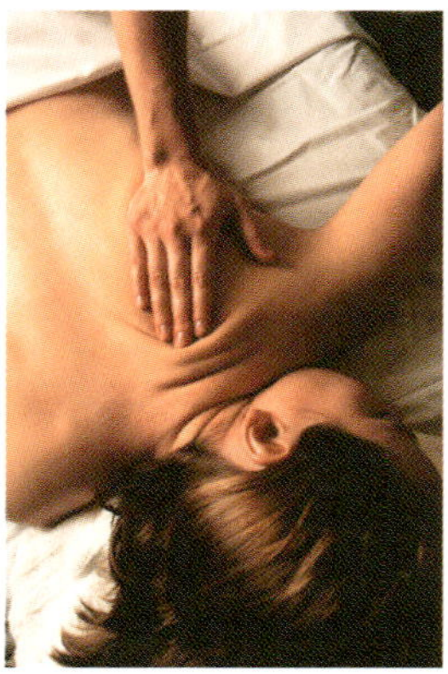

Massagen

Klassische Massage

Es gibt verschiedene Massagetechniken, die bekannteste ist die klassischen Massage (Streichungen, Knetungen, Friktionen usw.). Die Wirkungen sind:

- örtliche Durchblutungssteigerung
- Förderung des Lymphabflusses
- Lockerung bei Muskelverspannungen

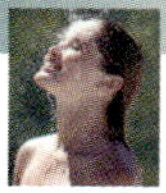

- Lösung von Narben und „Gewebsverklebungen"
- Verbesserung der Spannung und der Ernährung von Haut und Bindegewebe
- reflektorische Beeinflussung auch von inneren Organen
- Stabilisierung des vegetativen Nervensystems
- seelische Entspannung, Verbesserung des subjektiven Wohlbefindens

INFO

Mit Massagen hat die Klinik Buchinger ebenfalls beste Erfahrungen gemacht!

Unterwasser-Druckstrahl-Massage

Hierbei handelt es sich um eine Sonderform der Massage: Der in einer großen Spezialwanne im Wasserbad liegende Patient wird mittels eines Druckstrahls (0,5 bis max. 1,5 bar) unter Wasser systematisch durchmassiert. Die Wirkung dieser Behandlung wird dadurch begünstigt, dass sich die Muskulatur durch die Wasserwärme entspannt und überdies infolge Gewichtsverminderung (Auftrieb im Wasser) des im Wasser liegenden Körpers alle Körperbewegungen erleichtert werden.

Wirkung: Lockerung verspannter Muskelpartien, Anregung des Gewebestoffwechsels sowie entstauende Wirkungen; vegetativ-psychische Entspannung.

Keine Anwendung bei schweren Herz-Kreislauf-Erkrankungen, Kreislauflabilität, vorausgegangener klassischer Massage.

Reflexzonenmassage (Reflexzonentherapie, RFZ)

Bei dieser Massagetechnik werden durch Handgriffe über bestimmte Hautzonen innere Organe beeinflusst. Sonderform: Fußreflexzonenmassage (siehe unten).

Fußreflexzonenmassage

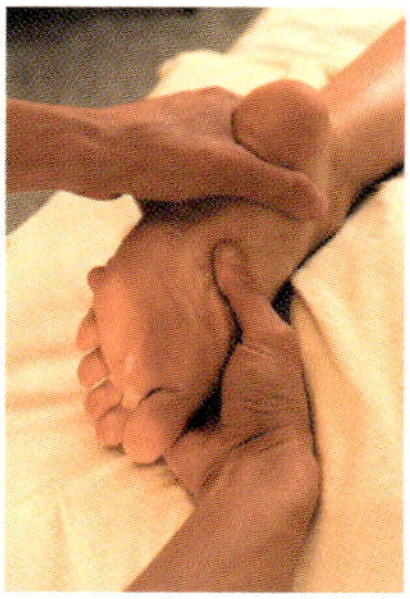

Die Erkenntnis, dass bestimmte Bereiche am Fuß zu anderen Körperbereichen Verbindungen aufweisen, wurde schon in der indianischen Volksmedizin benutzt. Fitzgerald/USA sammelte um die Jahrhundertwende die Überlieferungen und verbreitete sie mit Hilfe von Frau Ingham/USA. Nach Deutschland wurde sie in den 60er Jahren von H. Marquardt gebracht.

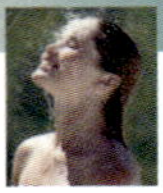

Mittels der Reflexzonentherapie werden die jeweiligen Zonen des Fußgewebes massiert und dabei zum Teil aktiviert oder beruhigt. Die Massage in den Zonen soll sich auf die damit verbundenen Organe oder Körperbereiche auswirken.

Die RFZ eignet sich als ergänzende Therapie bei funktionellen Organbeschwerden, sollte aber bei Erkrankungen mit hohem Fieber, starken Entzündungen und auch bei Psychosen („Schizophrenie") nicht angewendet werden.

- **Weitere Massagetechniken:**

Bindegewebsmassge, Periostmassage, Kolonmassage, Muskelreflexzonenmassage.

Lymphdrainage

Die Lymphdrainage wird mit sanft kreisendem Druck durchgeführt und hat zum Ziel, gutartige Schwellungen durch gestaute Lymphflüssigkeit zu behandeln. Anwendung: zweimal pro Woche bis täglich, meist als Serie von bis zu zehn Behandlungen.

Angezeigt bei Ödemen, nach Thrombosen, bei Menstruationsbeschwerden, bei Blutergüssen und Knochenbrüchen, in der Nachsorge von Brustkrebsoperationen (hier nur nach vorheriger genauer Rücksprache).

Nicht anzuwenden bei akuten Entzündungen, akuten Thrombosen, bei Tuberkulose, bei Krebserkrankungen.

Elektro- und Ultraschalltherapie

Bei diesen Therapien wird mit elektrischen Strömen oder elektromagnetischen Wellen oder Schallwellen im Ultraschallbereich gearbeitet. Es gibt verschiedene Formen, nicht nur hinsichtlich der Stromform und -art, sondern auch hinsichtlich der Anwendung. Bekannte Anwendungen sind das „Stangerbad" (hydroelektrisches Vollbad), bei der im Vollbad Quer- und Längsdurchflutungen des Körpers möglich sind, sowie die Iontophorese, bei der bestimmte Medikamente

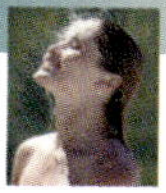

mittels eines Stromflusses tiefer in das Gewebe über dem jeweiligen Beschwerdegebiet gebracht werden.

Therapeutisch genutzter Ultraschall: Durch Vibration sowie Absorption der Wellen und deren Umwandlung im Körper wird Wärme erzeugt. Angezeigt bei: Erkrankungen des Stütz- und Bewegungsapparates, Zustand nach Verletzungen, rheumatische Erkrankungen.

Klimatherapie

Bad Pyrmont ist ein heilklimatisch günstiger Kurort mit einer über 1000-jährigen Heiltradition aufgrund der 19 Quellen und anderer ortsgebundener Heilmittel. Germanen kamen hierher sowie Römer, die durch feindliches germanisches Gebiet mussten. Hier ist auch der ideale Ort für eine Terrainkur, d. h. die kurmäßige Anwendung der am Kurort herrschenden klimatischen Einflüsse zusammen mit körperlicher Aktivität.

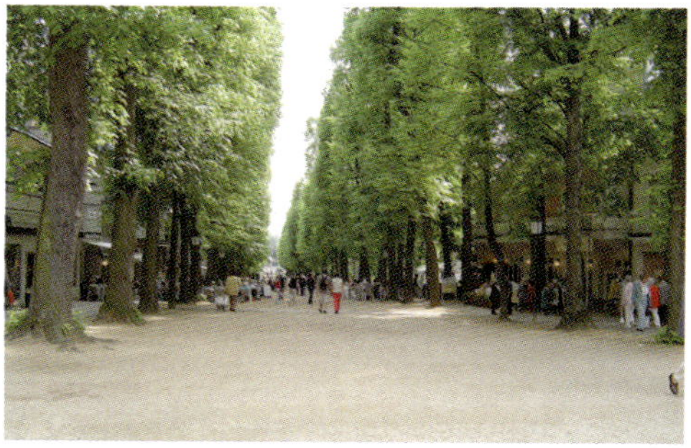

Inhalationen

Bei Erkrankungen der oberen Luftwege wird mittels Inhaliergeräten ein feiner „Nebel" erzeugt, der schleimlösende, die Bronchien entkrampfende Substanzen enthält. Dieser Dampf wird vom Erkrankten eingeatmet.

Anwendung bei spezifischen und chronischen Erkrankungen der oberen und unteren Luftwege sowie chronischen Nasennebenhöhlenentzündungen und Tubenkatarrh.

Dämpfe

Die Dampfsauna ist sozusagen die „Großform" der Dampfinhalation. Sie wird angewendet bei Infekten, Entzündungen der Nasennebenhöhlen, Bronchitis, Kopfschmerzuständen usw. Verbote wie unter Sauna (s. Seite 106).

Sauna

Sauna ist eine Wärmeanwendung in trockener, heißer Luft (bis über 100 °C). Ganz wichtig ist die Beachtung der Saunaregeln, die im Saunabereich angeschlagen sind! Sinnvoll als Abhärtungstraining für das Immunsystem, den Kreislauf und die Atemwege.

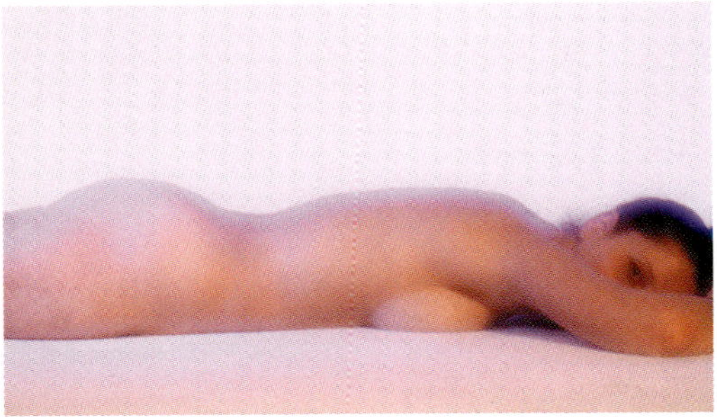

Bei akuten Infektionen mit Fieber, Tuberkulose, entzündlichen Gelenkerkrankungen, Herzkranzgefäßerkrankungen usw. sollte man nicht in die Sauna gehen. Bei Bluthochdruck sollte die Situation vorher mit dem Arzt besprochen werden.

Moor- und Heilerdepackungen („Peloide“)

Die Anwendung von „Schlamm“ für therapeutische Zwecke lässt sich bis ins Altertum zurückverfolgen. Moor spielt in unseren Breiten eine besondere Rolle. „Peloide“ (Moor u. a.) sind durch geologische und/ oder biologische Vorgänge entstandene Stoffe, die in der Natur sowohl wasserhaltig als auch trocken vorkommen.

Für die Therapie ist die Fähigkeit der Peloide, Wärme in den Körper abzugeben, wichtig, sowie auch die chemischen Eigenschaften, die zur Gesamtwirkung beitragen. Moorpackungen werden heiß aufgetragen, Heilerdepackungen dagegen meistens kühl.

Anwendung (Auswahl): rheumatischer Formenkreis, Zustand nach Verletzungen des Stütz- und Bewegungsapparates, harmlose Störungen im gynäkologischen Bereich.

Nicht verordnet werden Peloide bei großflächigen Hauterkrankungen, bei schweren fieberhaften und infektiösen Erkrankungen, bei schweren Herz-Kreislauf-Erkrankungen.

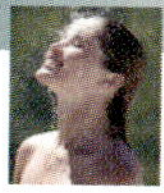

Heublumensäcke

Gebrauchsfertige Heukompressen werden in einem großen Topf, dessen Boden mit Wasser bedeckt ist, auf einem Rost liegend erhitzt. Das Wasser darf den Sack dabei nicht berühren; Anwendung als heiße Kompresse, die auf die zu behandelnde Stelle gelegt wird. Anschließend wird ein Tuch darum gewickelt, sodass die Wärme längere Zeit gehalten wird. Der Heublumensack bleibt dann für etwa 15–45 Minuten liegen.

Wirkung: schmerzlindernd (rheumatische Beschwerden), entkrampfend (Muskelverspannungen), entblähend, durchblutungsfördernd, und durch die frei werdenden ätherischen Öle des Heus beruhigend.

Gegenanzeigen: schwere Infektionen, Herz-Kreislauf-Erkrankungen usw.

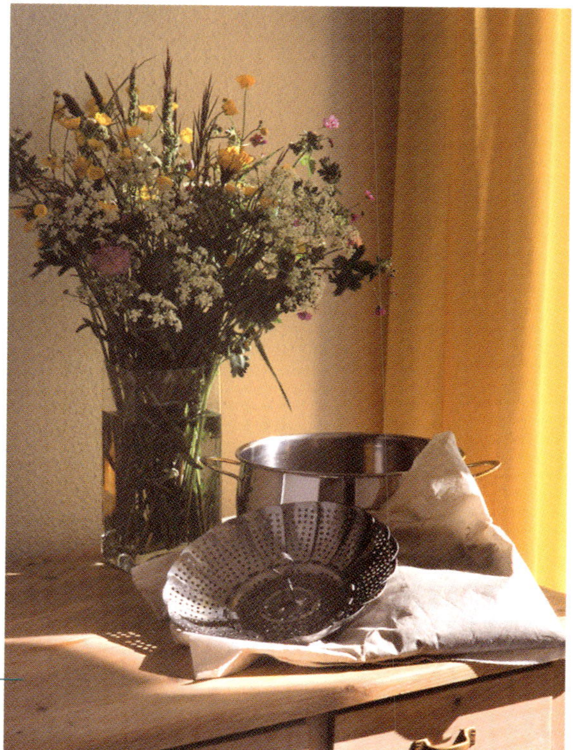

Utensilien für einen Heublumensack

Bewegungstherapien

Die folgenden Bewegungstherapien gehören untrennbar zum Repertoire der Buchinger-Klinik

- Laufband-Training
- Übungen an Sequenz-Trainingsgeräten (Reha-Geräte, ähnlich „Fitness"-Geräten), nur unter Anleitung
- Geführte Wanderungen auf Terrainwegen
- Feldenkrais-Gymnastik

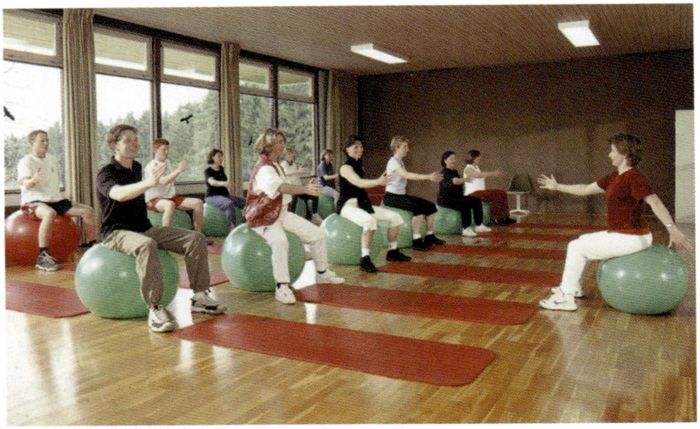

- Callanetics
- Isometrisches Muskeltraining
- Konditionstraining
- Aqua-Jogging
- Stretching
- Siehe auch unter Kneipp-Verfahren (Seite 100).

Atemtherapie

Die Atemtherapie wird im Rahmen der Krankengymnastik angewendet: Atemtechniken werden eingeübt, die Atem- und Atemhilfsmuskulatur wird stabilisiert sowie Volumenreserven mobilisiert. Die Atemtherapie dient daher insbesondere der Ökonomisierung der Atmung sowie der Behandlung akuter Atemstörungen, bis hin zu psychosomatischen Störungen mit Organsymptomen oder auf das Organsystem bezogenen Störungen. Ebenfalls wirksam ist sie bei Erschöpfungs- und Spannungszuständen, Migräne, Schlafstörungen usw.

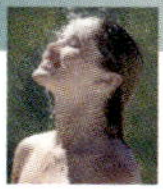

Weitere Therapieformen

Akupunktur

Die ersten Spuren der chinesischen Akupunktur finden sich bereits in der Steinzeit. Im Jahre 500 bis 600 vor unserer Zeitrechnung wurde in China das erste medizinische Buch („Innerer Klassiker des gelben Fürsten") veröffentlicht. Es ist eine Zusammenfassung der medizinischen Erfahrungen und des theoretischen Wissens der damaligen Zeit. Es beschreibt die grundlegenden Theorien der Chinesischen Medizin ebenso wie das grundlegende Wissen über die Akupunkturpunkte und Methoden.

Die Akupunkturpunkte werden bestimmten Organen oder auch Körperfunktionen zugeordnet. Energetisch oder organisch zusammengehörige Punkte sind durch so genannte „Meridiane" miteinander verbunden. Die „Meridiane" sind gedachte Längslinien an der Körperoberfläche, denen eine bestimmte energetische Eigenschaft zugesprochen wird. Sie werden als Energielinien verstanden, über die die lebenserhaltende Energie (chinesisch Qi, gesprochen „Chi") in stetem Fluss durch den Körper strömt. Eine Krankheit wird nach dieser Sichtweise durch eine Störung des Energieflusses verursacht, die durch das Einstechen der Nadeln an den Akupunkturpunkten wieder beseitigt wird.

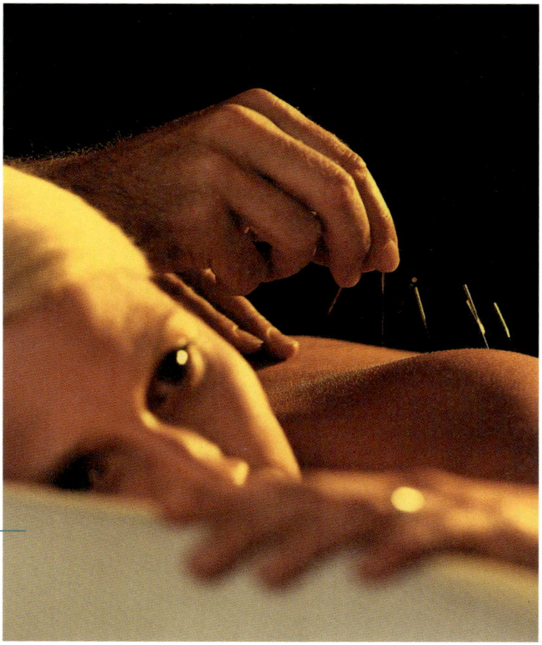

Durch Akupunktur wird die Energie wieder zum Fließen gebracht.

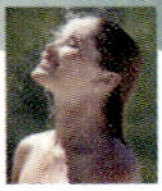

Ein Überflusszustand an Energie wird als „Yang-Zustand“ bezeichnet, einen Mangelzustand bezeichnet man als „Yin-Zustand“. Gesundheit ist ein dynamischer Balancezustand zwischen Yin und Yang. Die Akupunktur kann je nach Art des Einstechens und Bewegens der Nadel den gesunden energetischen Zustand wiederherstellen.

Für unser westliches Verständnis ist das Konzept der Traditionellen Chinesischen Medizin (TCM) manchmal etwas schwerer verständlich. Dennoch gehört diese Therapieform längst zum Repertoire vieler Ärzte in den ergänzenden Naturheilverfahren. Und so wurde sie in unserer Zeit auch mit westlichen Diagnosen und Krankheitsvorstellungen verbunden. Bereits 1988 hatte die Klinik Dr. Otto Buchinger eine Zusammenarbeit mit der Akademie für TCM in Beijing vereinbart. Der erste Therapeut blieb bei uns, nachdem das Massaker auf dem Tiennamen-Platz ihm die Rückkehr nach Beijing unmöglich machte. Seitdem verfügen wir über gute Erfahrungen in der TCM, besonders bei Beschwerden des Bewegungsapparates, aber auch bei Schlafstörungen und Raucherentwöhnung.

Ozon-Sauerstoff-Therapie

Aus einer Vene in der Armbeuge wird mittels einer Saugflasche (analog zur Blutspende) 150 ml Blut entnommen und mit Ozon versetzt. Das mit Ozon versetzte Blut wird über die Vene in den Blutkreislauf zurückgeführt („große Eigenblutbehandlung“). Bereits im Behälter zerfällt O_3 (Ozon) in O_2 (Sauerstoff), sodass man auch von einer Ozon-Sauerstoff-Behandlung sprechen kann. Ein spezielles Gerät erzeugt ganz präzise vorprogrammierbare Dosierungen für die verschiedenen Indikationen.

Anwendung bei arteriellen Durchblutungsstörungen, Ohrgeräuschen („Tinnitus“), Schwäche der Immunabwehr, rheumatischen Erkrankungen, ergänzend bei Krebstherapien (z.B. bei Chemotherapie), oder einfach nur bei Erschöpfungszuständen bis hin zum Ausgebranntsein („burn out“). Darminsufflationen (hier „Einblasen“

von gasförmigem Ozon in den Enddarm mittels eines Spekulums) zur Darmbehandlung, z. B. bei Darmpilzbefall.

Seit einigen Jahren wenden wir hauptsächlich die „große Eigenblutbehandlung“ an und haben sehr gute Erfahrungen damit gemacht.

Craniosacral-Therapie (CST)

Der Craniosacral-Rhythmus wurde erstmals von dem Osteopathen W. Sutherland (D. O. / USA 1873–1954) für die manuelle Medizin entdeckt. Die Prinzipien wurden nach vielen Jahren des Studiums der Anatomie des Schädels, der Hirnhäute, des Gehirns, des Rückenmarks und des Kreuzbeins entwickelt. Sutherland entwickelte die craniosacrale Therapie als Erweiterung der Erkenntnisse von A. Taylor Still über die gelenkigen Verbindungen des Schädels. Er kam zu der Überzeugung, dass die Nähte, die diese gelenkigen Verbindungen zwischen den Schädelknochen bilden, so gestaltet (= gelenkig) waren, dass eine Bewegung zwischen ihnen stattfinden kann. Sutherland stellte die Hypothese auf, dass der Schädel beim gesunden Menschen eine normale Beweglichkeit hat und nach einem Trauma oder bei einer Systemerkrankung weniger Möglichkeiten zur Eigenbewegung hat. Sutherlands Nachfolger ist heutzutage J. Upledger D. O. / USA, der aufbauend auf den Arbeiten Sutherlands seit den 70er Jahren die wissenschaftlichen Grundlagen der CST erarbeitete.

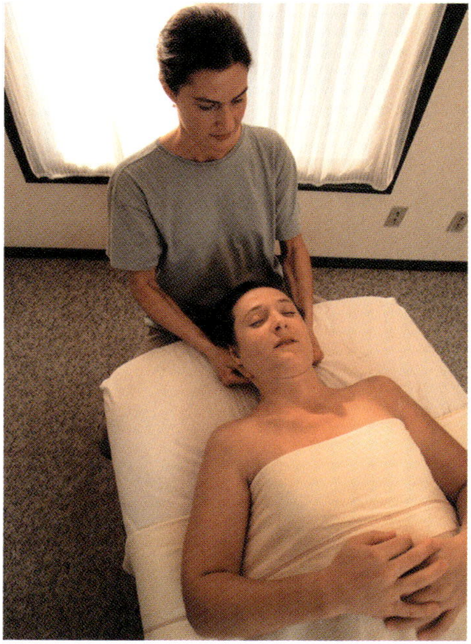

Um mit der craniosacralen Technik arbeiten zu können, muss der Therapeut die Anatomie des knöchernen Schädels intensiv studieren, ebenso die Schädelnähte und die Gehirnhäute. Zudem muss er seinen Tastsinn schulen, um die angeborene Bewegung im craniosacralen Mechanismus zu erspüren und mit Exaktheit, Tiefe und Aufrichtigkeit diese manuelle Technik anwenden zu können.

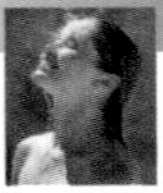

Die Craniosacral-Therapie beschäftigt sich mit dem Rhythmus der Hirnflüssigkeit, die im Schädelinnenraum und entlang der Wirbelsäule pulsiert. Nur mit großer Sensibilität und viel Übung ist diese langsame, rhythmische Bewegung zu fühlen. Sie bringt die untereinander beweglichen Schädelknochen, die Wirbelkörper und das Kreuzbein in Schwingung und setzt sich von da aus wie eine Wasserwelle über den ganzen Körper fort. Ist dieser Bewegungsrhythmus und die damit verbundene Frequenz gestört, wirkt sich das negativ auf das körperliche und seelische Wohlbefinden aus. Mittels feinster Manipulationen (die der Patient in der Regel als sehr angenehm empfindet) greift hier die CST ein. Ziel ist der gesunde, regelmäßige Craniosacral-Rhythmus. So können im Sinne der Naturheilverfahren körpereigene Regulationsprozesse zur Heilung in Gang kommen.

Anwendung z. B. bei Migräne und Kopfschmerzen, bei Tinnitus, Wirbelsäulen-Skoliose (Wirbelsäulen-Verbiegung), Lernproblemen mit Hyperaktivität bei Kindern, oder einfach nur bei seelischen Problemen mit körperlicher Symptomatik. Bei der Behandlung kann es auch zu einer Art von seelischer Öffnung kommen. Der Patient beginnt über Probleme zu reden und öffnet sein Inneres. Häufig ist das der Beginn einer Auflösung seiner Probleme. Die Craniosacral-Therapie wird in unserer Klinik mit gutem Erfolg gezielt eingesetzt.

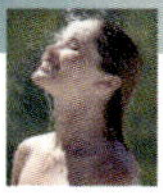

Für die Entspannung

Yoga

Yoga ist eine jahrtausendealte, aus Indien stammende meditative Technik. Im Hinduismus wird Yoga als Weg zur geistigen Vervollkommnung durch strenge Disziplinierung des Körpers verstanden.

In der modernen westlichen Welt versucht man, mittels Yogaübungen die körperliche Gesundheit zu stabilisieren und eine andere Stufe geistigen Erlebens zu erreichen. Yoga fördert den Erhalt des geistigen und körperlichen Wohlbefindens. Zahlreiche Krankheiten können durch Yoga positiv beeinflusst werden.

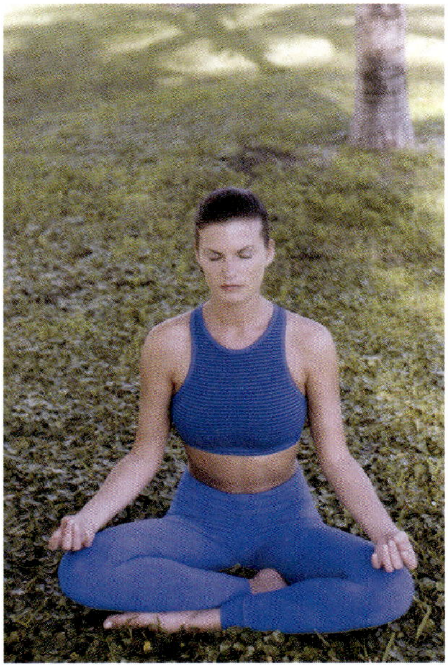

Shiatsu

Shiatsu ist eine japanische Behandlungsmethode, deren Wurzeln in der chinesischen Heilkunde liegen. Gemäß diesem traditionellen Erfahrungswissen wird der Mensch von der Energie bestimmt, die in seinem Körper entlang der Meridiane fließt. Ist diese Energie ausgeglichen, fühlt sich der Mensch wohl, ist sie blockiert, wird er sich unwohl fühlen, und es können „Symptome" und schließlich Krankheiten entstehen. Im Shiatsu erspüren wir den Energiefluss und regen ihn durch sanften Druck mit Fingern, Handflächen, Ellbogen und Knien an. Das Ziel ist das ungehinderte Fließen der Energie.

Shiatsu-Behandlungen erfahren die Klienten in der Regel als wohltuend entspannend und heilsam belebend: Ihre „Selbstheilungskräfte" werden angeregt und gestärkt. Shiatsu wirkt vorbeugend gegen Störungen und Erkrankungen und unterstützt die Gesundheit; außerdem kann es zur Begleitung anderer Therapien angewandt werden.

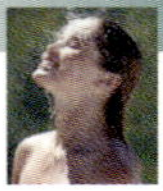

Qigong

Die chinesische meditative Gymnastik Qigong (gesprochen Tschi Gung) wird ebenso wie die Akupunktur seit 1989 bei uns in der Klinik regelmäßig durchgeführt und zeigt gute Erfolge im vegetativen Bereich (entspannt die Nerven) der Patienten. Hinter Qigong steht die Idee, das „kosmische Qi“ durch die Atmung in den Körper zu lenken und „durchgängig“ zu machen. Geübt wird in einer Gruppe mit unserem chinesischen Therapeuten, der den Ablauf bestimmter Bewegungen vormacht.

Progressive Muskelentspannung nach Jacobson

Diese Entspannungstechnik wurde bereits in den 30er Jahren in den USA von Jacobson entwickelt und kam erst später nach Deutschland. Dabei sind die muskuläre Anspannung und Entspannung von zentraler Bedeutung. Es gilt, die beiden Pole Spannung und Entspannung herauszuarbeiten, damit sich dann das Gefühl einer tiefen muskulären Entspannung auf den ganzen Körper ausbreiten kann. Im Vergleich z. B. zum Autogenen Training bietet diese Methode den Vorteil, dass sie relativ schnell erlernbar ist. Das Gefühl der tiefen Muskelentspannung kann oft schon nach zwei oder drei Sitzungen erreicht werden. Wichtig ist, dass bei der Übung die Reihenfolge der anzusprechenden Muskelgruppen genau eingehalten wird.

Anwendung bei Herz-Kreislauf-Erkrankungen, z.B. Bluthochdruck, funktionelle (harmlose) Herzbeschwerden, Herzkranzgefäßerkrankung, bei seelisch bedingten Störungen und Muskelverspannungen.

Nicht angewendet werden darf diese Methode bei nicht einstellbarem Bluthochdruck, Herzversagen und Geisteskrankheiten.

Weiterführende Literatur

Buchinger, Dr. Otto: Das Heilfasten und seine Hilfsmethoden als biologischer Weg. Hippokrates, Stuttgart 2000 (Klassiker!!)

Buchinger, Dr. Otto: Die Roeder-Methode. Haug, Heidelberg 1993

Fahrner, Dr. Heinz: Fasten als Therapie. Hippokrates, Stuttgart 1991

Wilhelmi-Buchinger, Maria: Heilfasten ist nicht Hungern. Trias, Stuttgart 2003

Wilhelmi de Toledo, Françoise: Buchinger Heilfasten. Ein Erlebnis für Körper und Geist. Trias, Stuttgart 2003

Adressen

Klinik Dr. Otto Buchinger
Forstweg 39
D-31812 Bad Pyrmont
Tel.: +49 (0) 5281/166 0
Fax: +49 (0) 5281/166 450
E-mail: info@buchinger.de
Internet: www.buchinger.de

Informationen zu den Mitgliedern der Ärztegesellschaft, die die Heilfasten-Methode anwenden, sowie eine Kopie der „Leitlinien zur Fastentherapie" erhalten Sie unter folgender Adresse:
Ärztegesellschaft Heilfasten und Ernährung
Wilhelm-Beck-Strasse 27
D-88662 Überlingen
Tel.: +49 (0) 7551/807-825
Fax: +49 (0) 7551/807-827
E-mail: info@aerztegesellschaft-heilfasten.de
Internet: www.aerztegesellschaft-heilfasten.de

UGB
Sandusweg 3
D-35435 Wettenberg
Tel.: +49 -(0) 641/808 96-0
Fax: +49 -(0) 641/808 96-50
E-mail: info@ugb.de
Internet: www.ugb.de, www.ugb.at, www.ugb.ch

Informationen über die Klinik Dr. Otto Buchinger

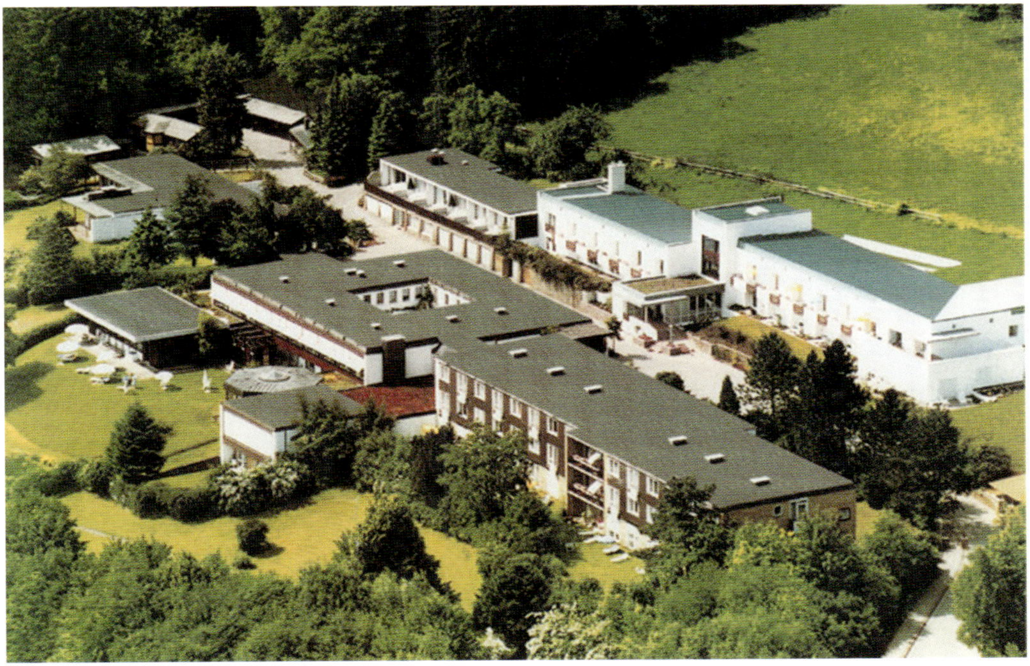

Die Klinik Dr. Otto Buchinger in Bad Pyrmont ist das „Stammhaus" des „Heilfastens", einer Fastenmethode, die von Dr. Otto Buchinger I entwickelt wurde. Die Klinik ist direkt aus der „Keimzelle" in Witzenhausen hervorgegangen. Ärztlicher Direktor war nach meinem Großvater mein Vater, dann ab 1988 der Autor, Dr. Andreas Buchinger.

Die Klinik ist an bevorzugtem Platz oberhalb des Kur- und Badeortes Bad Pyrmont gelegen, ca. 10 Minuten zu Fuß vom Stadtkern entfernt, den wunderschönen Wald des Bombergs gleich hinter dem Haus; umgeben von schönem Laub-(Misch-)wald mit vielen Wanderwegen, den nahe gelegenen gepflegten Parkanlagen des Bergkurparks und mit Blick über das Pyrmonter Tal, in Luft bester Qualität.

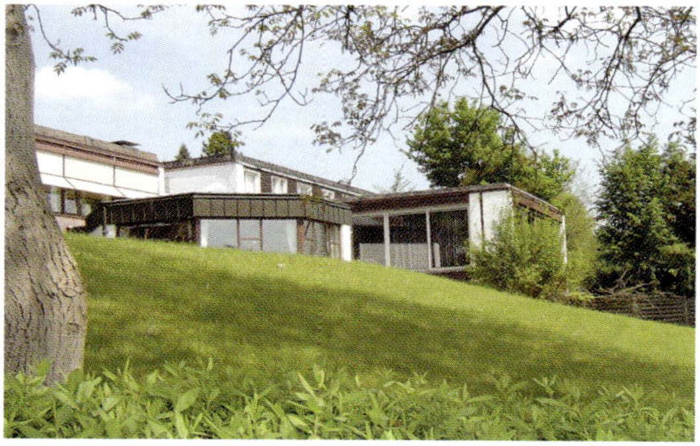

Die Klinik besteht aus zwei Gebäudeteilen, die unterirdisch miteinander verbunden sind. Im Hauptgebäude befinden sich die wesentlichen Räumlichkeiten für Therapie, Diagnostik, die Küche, der „Speiseraum“ (für die Essenden), der „Trinkraum“, in dem sich die Fastenden (zur Brühe, zu den Getränken) treffen. Nach Otto Buchinger ist es wichtig, dass die Fastenden nicht mit den Essenden in einem Raum zusammen sitzen.

Das draußen vorherrschende Grün und die Sommerfarben der Blumen sind im Inneren der Klinik wieder zu finden. Die Klinik verfügt über 110 Betten, die Zimmer, jeweils benannt nach Künstlern oder Blumen, sind von unterschiedlicher Kategorie. Jede Station hat einen eigenen Stationsarzt. Dazu sind diplomierte Krankenschwestern rund um die Uhr in der Versorgung der Patienten tätig. Auch an Wochenenden, Feiertagen und in den Nachtstunden ist – wie auch tagsüber – immer ärztliche Versorgung gewährleistet.

Die Küche der Klinik verwendet nur Erzeugnisse aus dem eigenen Garten und von einem nahebei gelegenen kontrolliert ökologischem landwirtschaftlichen Musterbetrieb. Die Küche ist für die Klinikbetreiber von großem Wert, dient sie doch unter anderem auch dazu, Appetit auf gesunde Ernährung zu machen, und dazu, Nahrungsmittelallergien durch spezielle Diäten aufzuspüren und, wenn möglich, zu beseitigen. Andererseits sind in der Klinik auch sehr viele Patienten, die aus unterschiedlichsten Gründen nicht fasten – die Klinik ist sozusagen auch auf Patienten, die essen, spezialisiert. Die Umgebung, das wunderschöne Weserbergland, lockt mit Sehenswürdigkeiten und intakter Landschaft.

Die Klinik hat mit den gesetzlichen Krankenversicherungen Verträge nach § 111 SGB V, d. h., die gesetzlichen Krankenkassen übernehmen unter Umständen die Kosten einer „stationären Maßnahme“. Die Beihilfe beteiligt sich ebenfalls an den Kosten.

Stichwortverzeichnis